시니컬한 약사의
약이 되는
毒(독)설

임영빈 저

시니컬한 약사의 약이 되는 毒설

| 만든 사람들 |
기획 실용기획부 | **진행** 한윤지·신은현 | **집필** 임영빈 | **편집·표지디자인** 원은영 | **일러스트** 원은영·이재은

| 책 내용 문의 |
도서 내용에 대해 궁금한 사항이 있으시면
저자의 홈페이지나 디지털북스 홈페이지의 게시판을 통해서 해결하실 수 있습니다.
아이생각 홈페이지 www.ithinkbook.co.kr
디지털북스 페이스북 www.facebook.com/ithinkbook
디지털북스 카페 cafe.naver.com/digitalbooks1999
디지털북스 이메일 digital@digitalbooks.co.kr
저자 이메일 ybfarmacista@naver.com

| 각종 문의 |
영업관련 hi@digitalbooks.co.kr
기획관련 digital@digitalbooks.co.kr
전화번호 (02) 447-3157~8

※ 잘못된 책은 구입하신 서점에서 교환해 드립니다.
※ 이 책의 일부 혹은 전체 내용에 대한 무단 복사, 복제, 전재는 저작권법에 저촉됩니다.
※ 아이생각은 디지털북스의 인문·예술분야의 새로운 브랜드입니다.

시작하며

우연한 기회가 찾아와 이렇게 독자 여러분을 뵙게 되었습니다. 약국에서 일을 하다 보면 병원에선 병이 아니라고 하는데 아프고 힘들다는 분들을 많이 만나게 됩니다. 정상도 아니고 질병도 아닌 그 중간에 있는 분들인데, 단지 현대 질병(환) 검사 기준에 적합하지 않을 뿐 환자임이 틀림없습니다. 만성질환의 증가와 이에 대한 환자들의 이해 부족이 많은 관계로 만성질환 이해에 조금이나마 도움이 되고자 책을 쓰게 되었습니다.

누군가에겐 내용이 어려울 수도, 혹은 너무 쉬울 수도 있습니다. 독자를 일반인으로 하여 집필했기 때문에 생소한 단어들이 나올 수 있습니다. 최대한 쉬운 말로 전달하려 했지만 미흡한 점이 있을 수 있으니 넓은 마음으로 이해해주시기 바랍니다.

출판 기회를 만들어 주시고 도와주신 한윤지 님, 진행과 편집, 그리고 삽화 작업에 힘써주신 이재은 님, 신은현 님, 원은영 님 감사드립니다. 글이 잘 정리되지 않아 포기하려 할 때마다 물심양면으로 도와주신 TWP(Trust, We are Pharmacists) 멤버들에게도 감사의 말씀 전합니다.

목차

시작하며 • 003

Ⅰ. 우리 몸은 전자동기계
1. 우리 몸을 조종하는 방법 - 자율신경계, 호르몬 • 007
2. 배불리 먹은 한 끼 식사, 몸에서 어떻게 사용될까? • 017

Ⅱ. 현대인의 만성질환
1. 현대인은 스트레스와 함께 산다 • 049
2. 스트레스와 신경계장애, 호르몬 교란 • 054
3. 면역균형이 깨질 때 나타나는 질환 • 073

Ⅲ. 만성질환을 극복하는 방법
1. 골고루 먹어라~ 타박하던 어머니 말씀 그것이 정답 • 085
2. 장은 외부와 직접 접촉하는 장기 • 095
3. 노예처럼 일하는 간을 쉬게 하자 • 102
4. 깨진 항상성을 복구하는 방법, 항상성 테라피 • 108

IV. 약과 건강기능식품 이야기

1. 흔히 접하는 광고약의 진실 • 113
2. 진통제는 빼고 주세요 • 117
3. 식품 첨가물이 독약이라고? • 124
4. 천연비타민 논란, 합성 VS 천연 • 138
5. 핫 이슈 유산균, 어떤 기준으로 골라야 할까? • 141
6. 월 5천원부터 월 7만원도 넘는 천차만별 오메가3 • 152
7. 효소, 효소, 효소 - 설탕물에 재운 건 효소가 아니다 • 173
8. 십 년이면 강산이 변한다는데
   수십 년 된 삐*, 아로**은 현대인에게 적합한가? • 178
9. 젊게 살고 싶다면 항산화제 하라 • 182
10. 하루 세 번, 하루 한 번 먹는 약, 식후 30분,
    식전 약 왜 다를까? • 189
11. 해외 건강기능식품 조심해서 선택하세요 • 195
12. 비타민을 고갈시키는 약물 • 203
13. 내가 먹는 영양제 맞춤 설계하기 • 206
14. 의약품과 건강기능식품 고르는 법 • 212
15. 이런 병원, 약국은 피하라 • 219

마치며 • 222

01

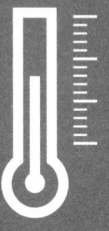

우리 몸은 전자동기계

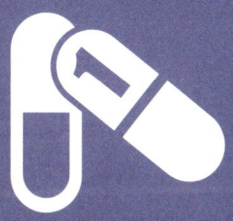

우리 몸을 조종하는 방법 -항상성
자율신경계, 호르몬

항상성(Homeostasis)과 우리 몸

▎자율신경계

우리 몸은 신경계의 지배를 받습니다. 신경계는 구조적으로 중추신경계(CNS: Central Nervous System)와 말초신경계(PNS: Peripheral Nervous System)로 구분할 수 있고 기능적으로 체성신경계(Somatic Nervous System)와 자율신경계(Autonomic Nervous System)로 구분합니다. 이 중에 일상생활과 가장 민첩한 연관을 갖는 게 자율신경계입니다.

자율신경은 호흡·소화·순환·흡수·분비·생식 등 사람의 생명 유지에 직접 필요한 기능을 무의식적으로 조절합니다. 또한 13개의 기관 및 장기(눈, 침샘, 폐, 심장, 위, 췌장, 간, 신장, 소장, 대장, 방광, 생식기)를 지배합니다.

자율신경계는 다시 교감신경계와 부교감신경계로 나눌 수 있는데, 내적·외적 환경 변화가 일어나면 상호 보완을 통해 몸을 정상 상태로 유지하는 역할을 하고 있습니다.

| 교감신경과 부교감신경

부교감신경은 심장 박동과 흥분을 가라앉혀서 몸의 에너지를 절약하거나, 저장하는 역할을 합니다. 또 위장관 운동을 증가시키고 소화액의 분비를 촉진시키기도 합니다. 반면 교감신경은 신체가 위급한 상황일 때 작동하는 신경입니다. 교감신경이 활성화(흥분)되면 심장은 빠르게 뛰고 위급상황에서 중요하지 않은 소화기, 피부혈관은 수축됩니다. 따라서 혈액이 뇌, 심장, 근육으로 집중되는 것입니다.

길을 가다가 강도를 만났다고 생각해보세요. 위급상황이자 극도의 스트레스 상태입니다. 땀이 흐르고 심장이 두근거리고 입은 마르고……. 바로 이때가 교감신경이 우위에 서서 활성화된 상태입니다.

이렇듯 스트레스를 받으면 교감신경이 활성화되었다가 스트레스 요인이 사라지면 부교감신경이 활성화되어 다시 균형을 맞춰야 합니다. 그래야 몸이 정상적으로 돌아가고 유지될 테니까요. 현대인은 매일 강도를 만나거나 원시시대처럼 사자에 쫓기거나 하지는 않지만 늘 스트레스와 함께하고 있습니다. 스트레스가 있으면 교감신경이 흥분하게 되는데 스트레스 요인이 사라지질 않으니, 다시 말하면 만성적인 스트레스 상황에 있으니 신경계 균형이 깨져 질환이 생기게 되는 것입니다.

그래서 현대인이 앓는 질환의 대부분이 교감신경 우위 질환임은 두말할 필요가 없습니다.

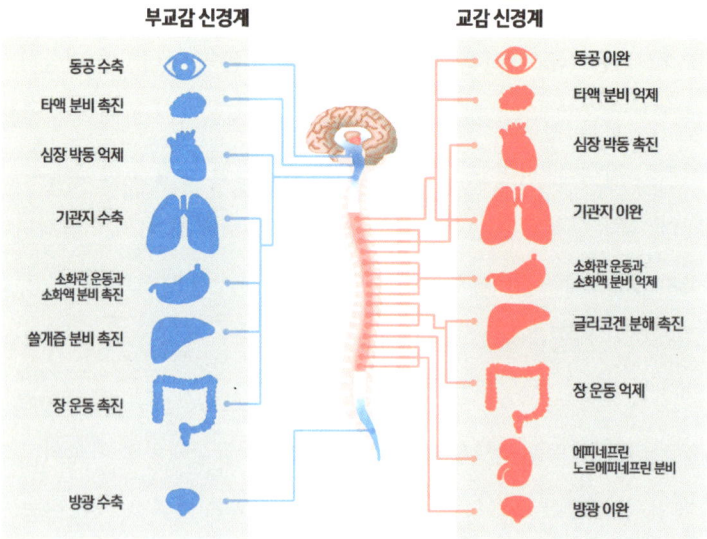

　이를테면 동공이 커진 상태에서 줄지 않아 눈부심을 겪거나, 각종 안질환(녹내장, 백내장 등)이 생기거나, 심장이 빨리 뛰다가 심근경색 같은 심질환이 생길 수도 있습니다. 뿐만 아니라 각종 분비액이 줄어들기 때문에 안구건조, 구취, 소화불량, 변비, 발기부전(남성), 질 분비액 감소로 인한 성교통(여성)이 생기기도 하며, 불안, 초조, 불면 등의 증상이 나타나기도 합니다.

　추우면 땀 분비를 억제해 체온을 보전하고, 운동 등으로 에너지(당)를 많이 쓰면 저장된 에너지원으로부터 당을 다시 만들어내는 등, 몸의 기능을 정상적으로 유지하려는 현상을 항상성이라 부릅니다. 항상성(Homeostasis)은 "자동정상화장치" 정도로 표현할 수 있겠습니다. 이는 '외부환경과 생물체내의 변화에 대응하여 순간순간 생물체내의 환경을 일정하게 유지하려는 현상'을 말하는데, 자율신경계와 내분비계(호르몬)의 상호협조를 통해 체온, 혈액의 농도, 몸의 수분량 등을 조절하는 것을 의미합니다.

바로 항상성(Homeostasis)이야 말로 제가 가장 중요하게 강조하는 대목이자, 이 책의 중심 주제이며, 만성 질환을 극복하기 위해 반드시 필요한 것이라 할 수 있습니다.

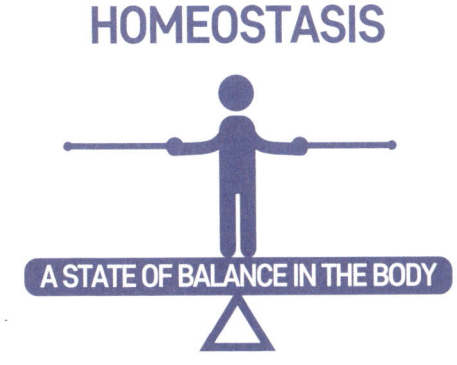

| HPA axis(호르몬 조절 시스템)

위에서는 신경계만 언급했지만 호르몬 또한 항상성을 유지하는 큰 축입니다.

HPA axis는 시상하부(Hypothalamic)-뇌하수체(Pituitary)-부신피질(Adrenal)을 축으로 이루어진 커다란 호르몬 조절 시스템을 말하는 것으로, 각 명칭의 앞 글자를 딴 겁니다.

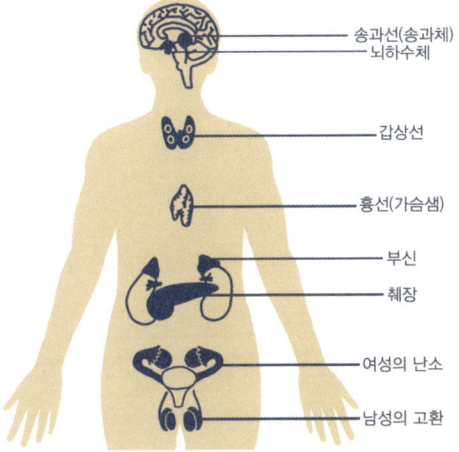

그 외에도 시상하부(Hypothalamic)-뇌하수체(Pituitary)-갑상선(Thyroid gland)의 앞 글자를 딴 HPT axis도 있습니다.

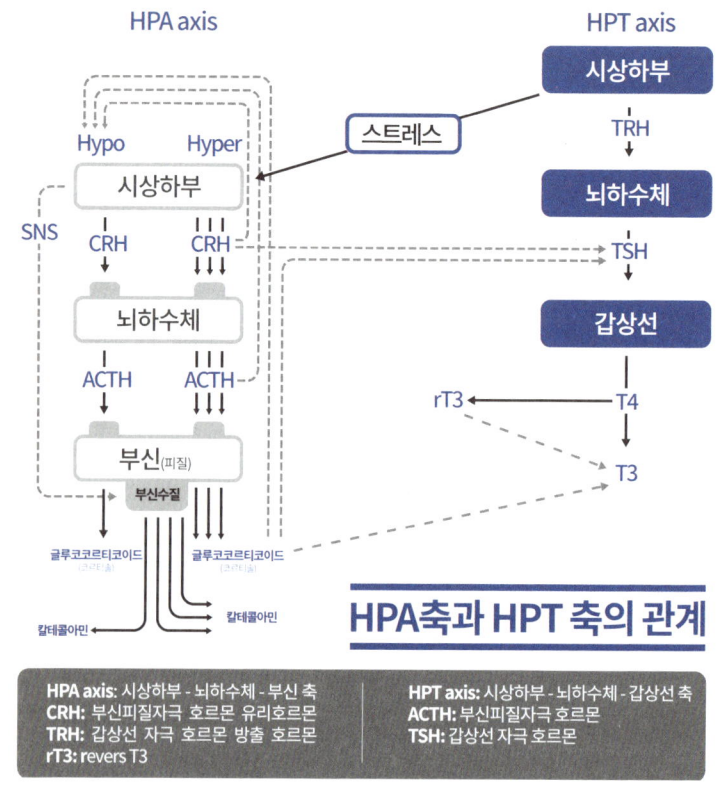

HPA축과 HPT 축의 관계

HPA axis: 시상하부 - 뇌하수체 - 부신 축
CRH: 부신피질자극 호르몬 유리호르몬
TRH: 갑상선 자극 호르몬 방출 호르몬
rT3: revers T3
HPT axis: 시상하부 - 뇌하수체 - 갑상선 축
ACTH: 부신피질자극 호르몬
TSH: 갑상선 자극 호르몬

굉장히 복잡해 보이죠? 이걸 다 아실 필요는 없고 '우리 몸이 이렇게 복잡한 호르몬분비를 통해 정상상태(항상성, Homeostasis)를 유지하는구나.'라고 생각하시면 됩니다. 따라서 갑상선 질환(항진증 및 저하증, 갑상선염)과 난소, 유방, 등 각 조직의 호르몬 질환을 단순하고 국소적으로만 보아서는 안 됩니다. 예를 들어 갑상선염을 약물로 치료했다 하더라도 호르몬 시스템이 깨져 있는 상태라면 재발 확률이 높기 때문입니다.

위 그림을 보면 이런 HPA, HPT 축을 교란 하는 원인이 '스트레스'라고 나와 있습니다. 즉, 유전적 요인이 아닌 이상 외부의 요인(스트레스, 염증성 질환,

장내세균총불균형, 약물부작용, 영양부족 등등)이 질환의 원인이므로 이를 제거·제어하여 근본적인 치료를 해야 한다는 것입니다. 아래는 갑상선에 영향을 주는 요인이 나와 있는 그림인데 HPA axis 교란 원인과 크게 다르지 않습니다. 갑상선(Thyroid)도 HPT axis의 한 부분이니까요. 보다시피 스트레스 등

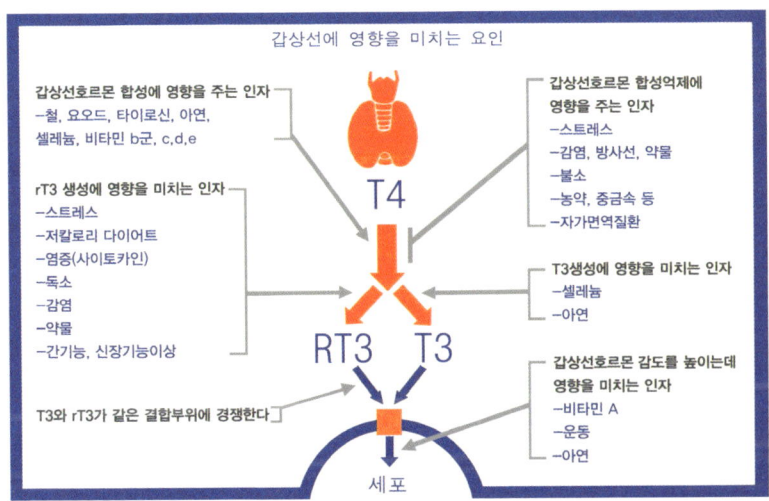

여러 원인에 의해 HPA axis가 흥분되고, 노르에프네프린 등 신경전달물질이 과도하게 분비 되면 몸은 휴식 시에도 흥분상태(경직, 긴장)가 됩니다.

그러면 가장 빠른 에너지원인 포도당(Glucose)를 이용하기 위해 단것을 갈구하게 되고(탄수화물중독), 그러다 보면 인슐린저항성이 생기고(당뇨), 영양소 불균형이 생겨 지질대사에 이상이 생기며(고지혈증), 장내정상세균총이 깨지고(LGS 장누수증후군, Dysbiosis), 만성피로와 각종 면역질환에 노출되는 악순환이 반복됩니다.

이러한 만성질환을 해결하기 위해서는 깨진 항상성(HPA axis 흥분 등)을 원래 상태로 돌려야 합니다.

| 체온 시상 하부

아래 그림은 추운 환경에서 체온 항상성을 유지하는 매커니즘을 나타내는 그림입니다. 체온은 뇌의 시상하부가 조절합니다.

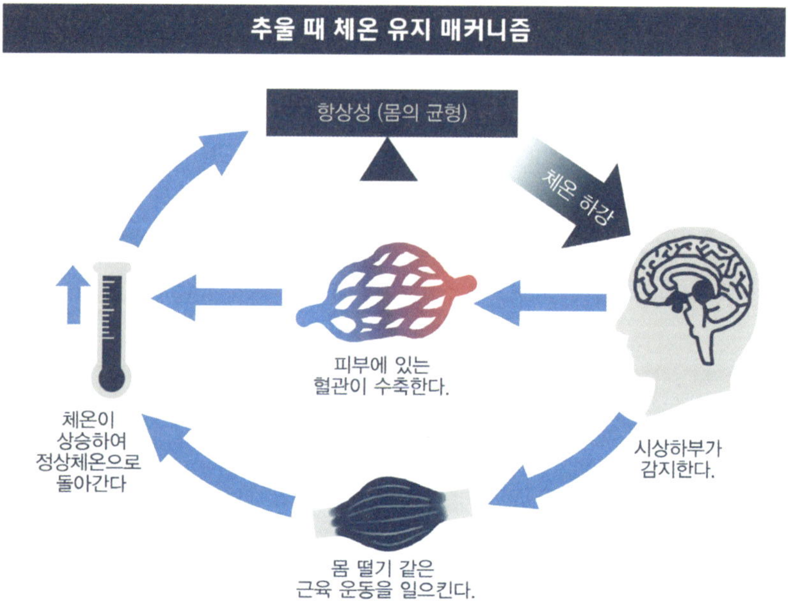

추울 때 체온 유지 매커니즘

- 항상성 (몸의 균형)
- 체온 하강
- 시상하부가 감지한다.
- 피부에 있는 혈관이 수축한다.
- 몸 떨기 같은 근육 운동을 일으킨다.
- 체온이 상승하여 정상체온으로 돌아간다

❶ 추워서 체온이 떨어짐
❷ 시상하부의 명령
❸ 근육이 수축하고 떨면서 에너지 생산, 피부 혈관 수축하여 체온 손실 방지
❹ 체온이 올라가면 멈춤

더워서 체온이 올라간다면 반대로 작용을 하겠지요. 인체가 버틸 수 있는 한계를 넘어 체온항상성이 깨지게 되면 동상에 걸리거나 반대로 열사병(Heat

Stroke)과 일사병(Heat Exhaustion)에 걸리게 됩니다.

인슐린/글루카곤

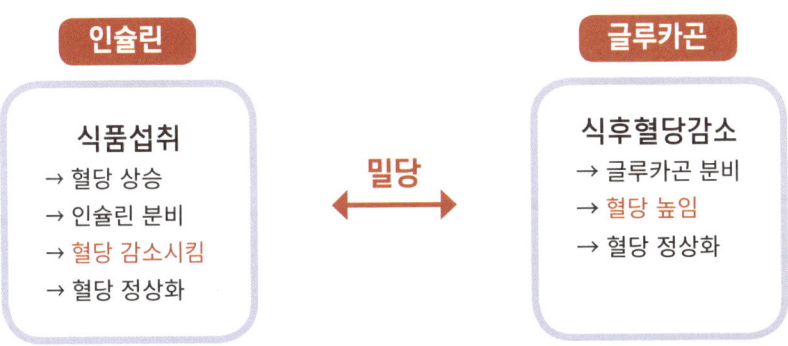

 인슐린은 호르몬 중에 가장 유명하다고 해도 과언이 아닙니다. 인슐린은 당뇨환자가 맞는 주사이기 전에 혈당 항상성을 유지하고 있는 호르몬입니다. 탄수화물(당)을 먹어 혈액으로 흡수되면 췌장에서 인슐린을 분비해 혈액에 남아도는 혈당을 세포 속으로 집어넣습니다. 반대로 혈당이 너무 떨어지면 글루카곤이 분비되어 혈당을 올립니다. 인슐린과 글루카곤 분비가 적절한 균형, 즉 항상성을 유지해야 혈당이 정상적으로 유지되는데 이 균형이 깨지게 되면 다음 그림처럼 혈당 변동 폭이 커지는 것입니다. 세포가 받는 스트레스가 커지면 다른 기관의 항상성도 깨질 확률이 커지는 것입니다.

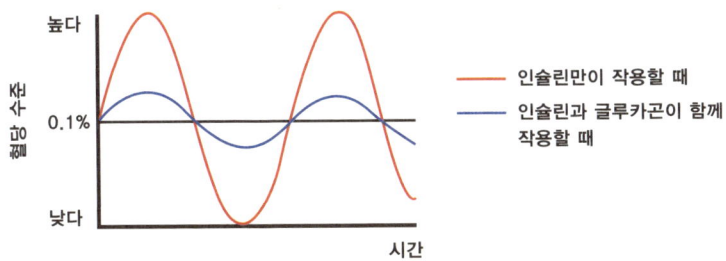

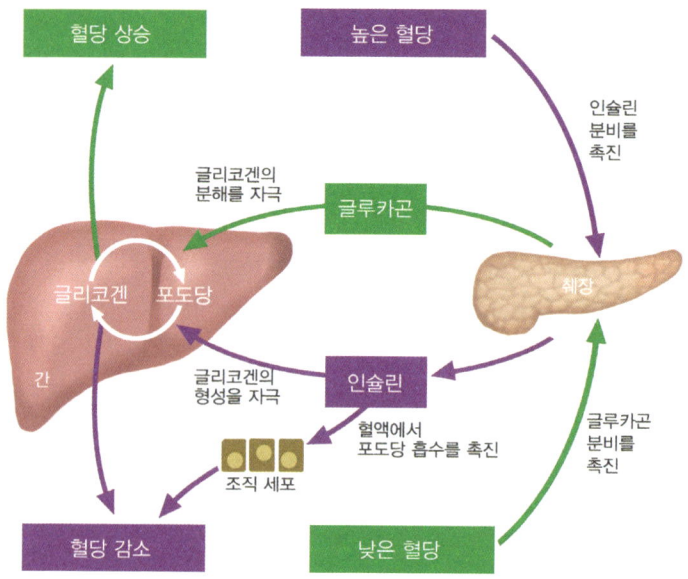

지금까지 인체 항상성의 대표적인 예를 몇 가지 소개해드렸는데요.

'우리 몸은 굉장히 복잡한 전자동 시스템이니 스스로 잘 돌아가게 해주자' 정도로 정리하겠습니다.

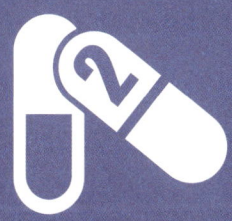

배불리 먹은 한 끼 식사,
몸에서 어떻게 사용될까?

탄수화물 대사

탄수화물은 인체의 에너지 생성에 기본이 되는 에너지원입니다. 탄수화물은 아래 그림처럼 침 속 탄수화물 분해효소인 아밀라아제와 췌장 분비 아밀라아제에 의해 단당류로 분해되어 흡수됩니다.

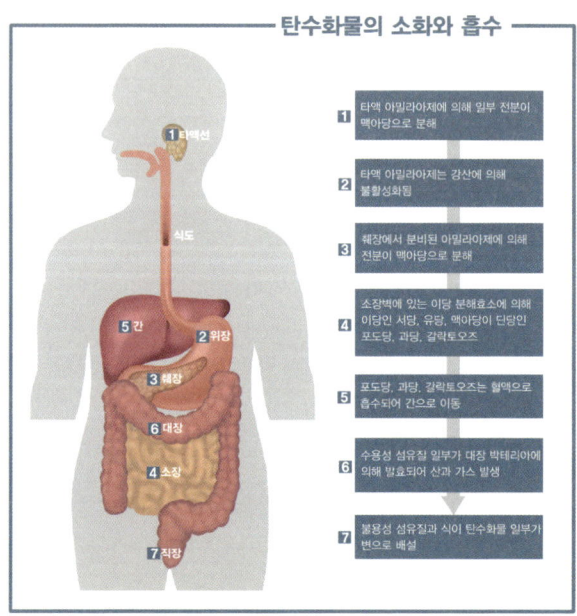

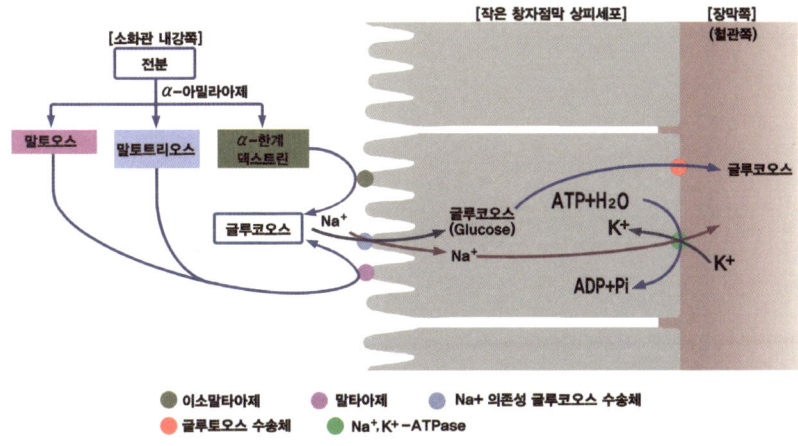

전분의 소화에 의해 생긴 글루코오스는 Na+ 의존성 글루코오스 수송체라고 하는 단백질에 의해 Na+와 함께 작은창자점막 상피세포 내로 도입된다. 도입된 글루코오스는 장막쪽에 있는 글루코로스 수송체에 의해 세포 바깥으로 나가 혈관으로 옮겨진다. 또, 세포 내에 도입된 Na+은 장막쪽의 세포막에 있는 Na+,K+-ATPase 에 의해 ATP의 가수분해로 방출된 에너지를 이용해서 K+의 세포 내로의 유입과 교환하여 세포 밖으로 운반되어 나온다.

   흡수된 당은 혈액을 떠돌다가 세포 속으로 들어가 에너지원으로 이용됩니다. 이 과정을 '탄수화물 대사'라 부르는데 당이 세포 안으로 들어가는 과정에 문제가 생길 때 당뇨병이 발병합니다. 식사 후 혈당이 높아지면 세포들이 이를 이용해 에너지를 생성하거나, 혹은 남은 에너지를 저장해야합니다. 이 과정이 원활하게 이루어지지 못하면 혈액 속 당이 높아지고, 소변으로 포도당이 배출되게 되는 것입니다.

   에너지원을 섭취해도 이용을 못하니 피곤하고, 혈당이 높으니 갈증이 나고, 뇌는 혈액 속 당분이 넘쳐나지만, 더 당분섭취를 늘리라는 시그널을 보내서 더 많이 먹게 됩니다. 전형적인 당뇨병 증상이지요. 혈액 속 당을 세포가 이용하게 만드는 인슐린에 이상이 있거나 인슐린이 명령해도 세포가 일을 못할 경우에 이렇게 문제가 생깁니다.

   이제부터 세포가 어떻게 당을 에너지로 만드는지 알아보겠습니다.

먼저 탄수화물이 소화·흡수되어 포도당(글루코오스, Glucose)이 된 후, 혈액을 떠돌아다니다가 인슐린에 의해 세포 안으로 들어가게 됩니다.

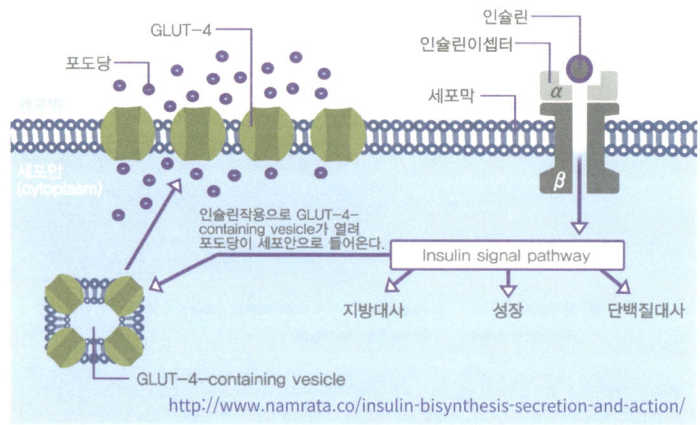

세포는 아래 그림처럼 크게 3가지 화학반응을 통해 에너지(ATP)를 생성합니다. 1단계 해당과정(Glycolysis) - 2단계 TCA 사이클(Krebs Cycle) - 3단계 전자전달계(ETS system).

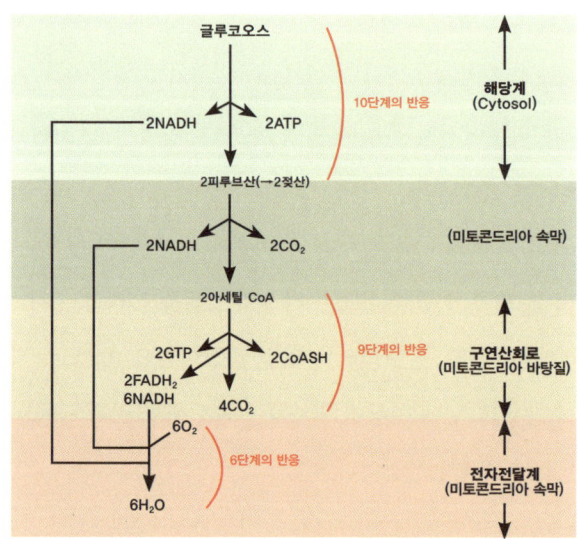

세포질(Cytosol)에서 일어나는 해당과정

해당(解糖)과정은 글씨 그대로 당을 분해하는 과정으로 포도당이 9~10단계 화학반응을 거쳐 피루브산(Pyruvate)이 되는 것을 말합니다. 생화학과, 식품영양학과 등 관련 전공자들이 시험 기간에 한 번쯤은 외웠을 그림인데, 굳이 외울 필요도 없고 저도 외우지 못합니다. 눈으로 화살표를 따라가다 보면 마그네슘, 비타민B3(NAD)와 각종 효소이름들이 쓰여 있는데 2단계 TCA 사이클(Krebs Cycle)이 시작되기도 전에 벌써 마그네슘이 여섯 번이나 사용되는군요. 밥으로 에너지를 만들기 위한 첫 번째 단계인데도 원료뿐 아니라 다양한 효소와 조효소(Cofactor, Coenzyme)들이 필요함을 알 수 있습니다.

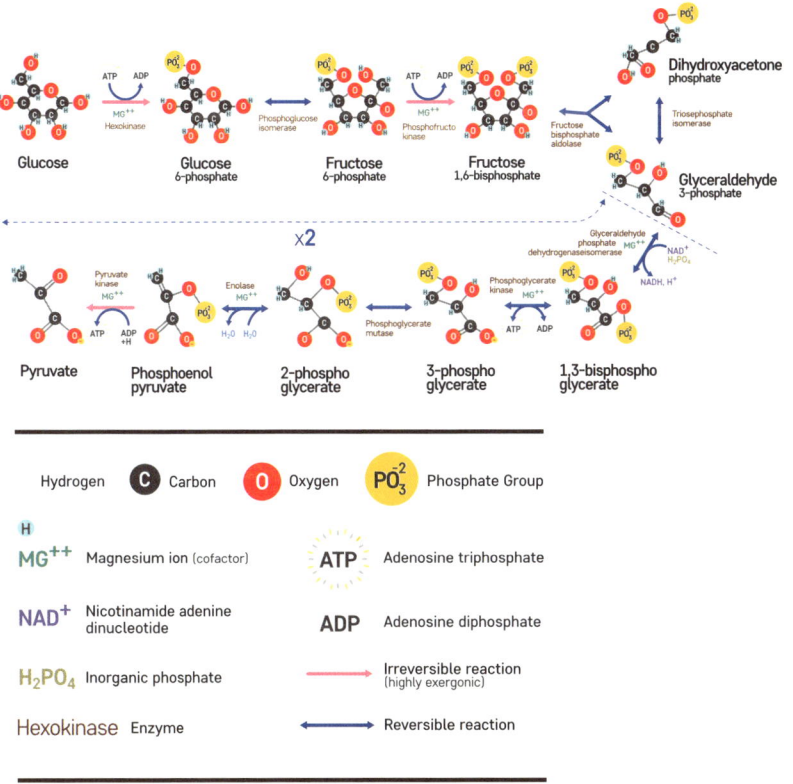

Extra

백미 vs 현미

백미보다 현미에 각종 영양소가 많다는 것은 다 알고 있습니다. 도정된 백미가 탄수화물(당) 덩어리인 반면 쌀눈 등이 남아있는 쌀은 마그네슘과 같은 영양소가 백미보다 수십 배나 더 들어있습니다. 해당과정에서 필요한 마그네슘이 이미 쌀에 다 들어있는데 그걸 정제(도정)해서 먹으면 몸에 상대적으로 마그네슘이 부족하게 됩니다. 현대인이 보충하면 좋은 영양소가 비타민B군과 마그네슘인 것은 당연한 일입니다. 그렇다고 너무 현미만 먹게 되면 과량의 피틴산Phytic acid*때문에 오히려 미네랄 흡수가 방해를 받게 됩니다. 백미와 현미 적절히 섞어 먹거나 발아시켜 피틴산을 어느 정도 제거 후에 먹는 것이 좋겠습니다.

*피틴산 : IP6(inositol hexakisphosphate)라고도 불리는 물질로 곡류 씨눈 등에 많이 들어있습니다. 여섯 개의 인산기가 나쁜 물질과 결합해 체외로 배출시키는 해독역할을 합니다. 과량 섭취할 경우 몸에 필요한 칼슘, 아연 등의 미네랄의 흡수를 방해합니다.

피트 산 (A)와 피트 산 킬레이트 (B)의 구조

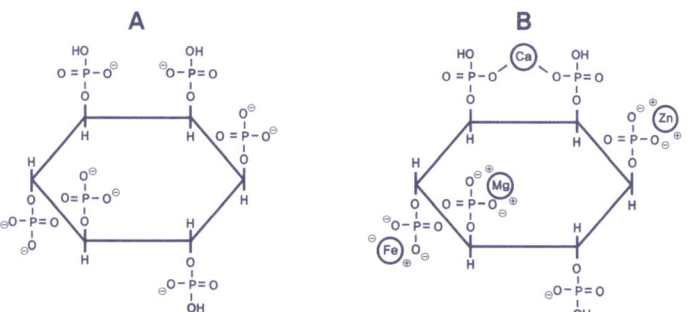

http://www.ancs.purdue.edu/courses/ansc443/class-notes/nutrition.html

TCA 사이클 : 미토콘드리아에서 일어나는 TCA 사이클

세포질에서 포도당이 피루브산으로 전환된 후 세포 내 미토콘드리아로 들어갑니다. 이 과정에서 피루브산이 아세틸코에이(Acetyl-CoA)로 전환되고 에너지를 응축합니다.(NADH와 FADH2를 생성)

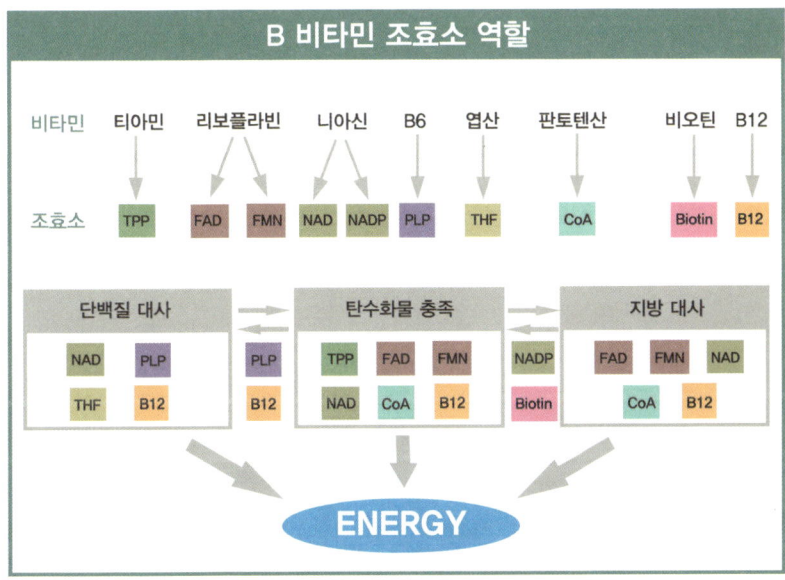

이 과정에서도 수많은 효소와 조효소들이 필요합니다. 비타민으로는 B1(TPP), B2(FAD), B3(NAD), B5(CoA)가 사용됩니다. 해당과정과 마찬가지로 달달 외울 필요는 전혀 없습니다.

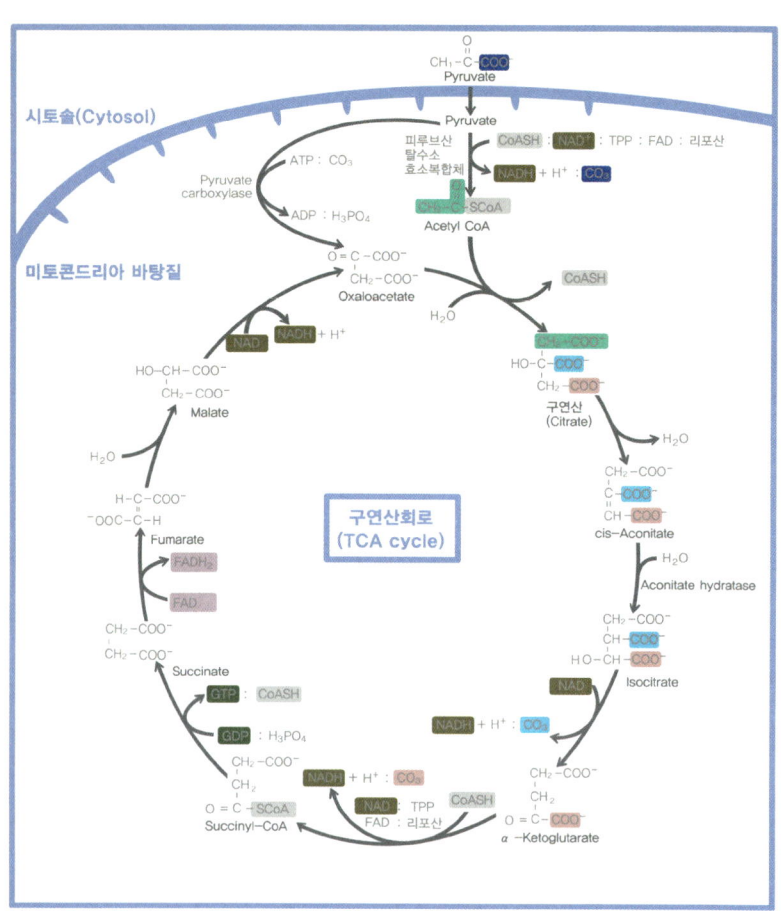

| 전자전달계(ETS System) : 미토콘드리아 속막, 전자전달계

해당과정과 TCA 사이클을 돌며 생성된 NADH와 FADH2는 미토콘드리아 속막의 전자전달계로 이동합니다. 이곳에서 전자를 전달하는 여러 과정(산화)을 거쳐 ATP가 생성됩니다. ATP는 쉽게 말해 에너지 그 자체라 보시면 됩니다. 우리가 밥을 먹는 것은 바로 이 ATP를 만들기 위해서입니다.

이때 많이 들어보셨을 코엔자임큐텐(코큐텐, CoQ10)이 여기에서 조효소로서 에너지 생성에 중요한 역할을 합니다.

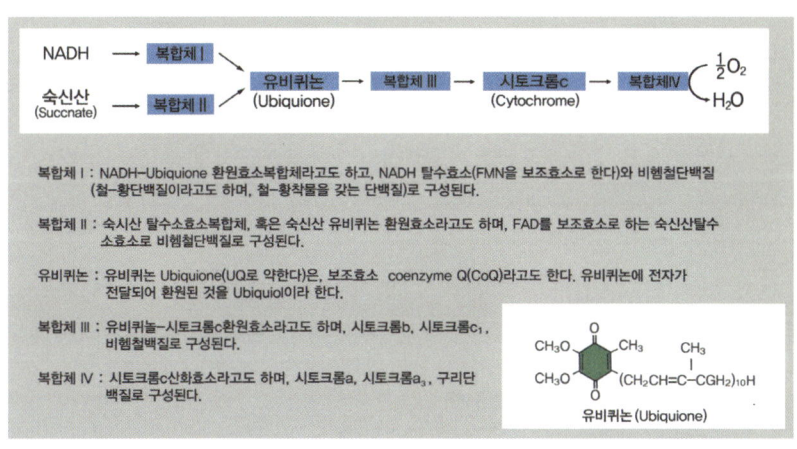

Extra

비타민B와 코엔자임큐텐

일반적으로 비타민B 보충제를 섭취할 때는 피로회복이 목적입니다. 단순하게 생각해서 에너지가 많이 생성돼야 피로가 줄기 때문에 포도당 대사가 잘되도록 하는 것입니다. 하지만 이때 놓치고 있는 부분이 바로 전자전달계 부분입니다. 포도당 1분자가 분해되어 31ATP가 생성 되는데 (38ATP로 알고 계신 분도 있는데 둘 다 맞습니다. NADH, FADH2가 내는 ATP를 소수점 반올림해 계산하면 38이 나옵니다.) 이 중 3.5ATP만 해당과정과 TCA 사이클에서 생성되며 나머지 28ATP가 전자전달계에서 생성됩니다. 코엔자임 큐텐이 부족한 상태에서 비타민을 복용해서 당을 아무리 잘 분해해봤자 3.5ATP+α의 에너지밖에 얻지 못하는 것입니다. 그래서 에너지 생성을 목적으로 비타민을 복용하자면 코엔자임 큐텐이 동시에 보충되어야 합니다. 전자전달계에서 90%에 가까운 에너지가 생성되니 코엔자임 큐텐 생성이 줄어드는 30대 이후에 비타민보충제만 드시는 건 효율이 떨어지는 방법입니다.

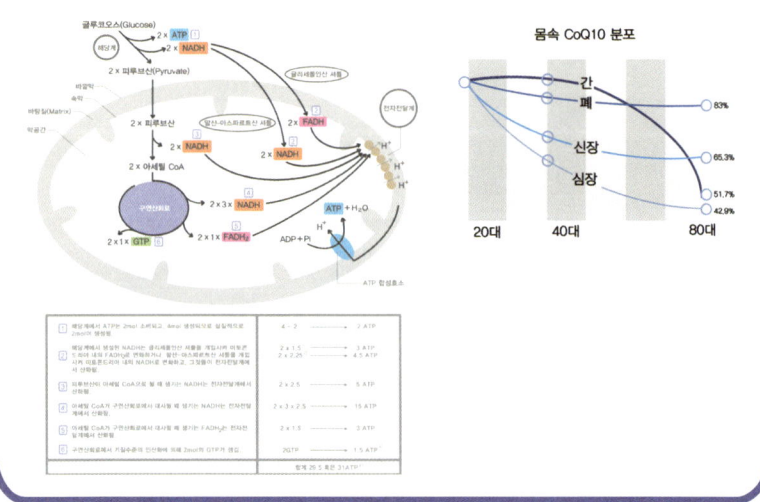

| 당분의 이용

 섭취한 탄수화물은 지방이나 단백질보다 먼저 에너지 생성에 이용됩니다. 특히 뇌는 포도당을 에너지원으로 이용하기 때문에 탄수화물 공급이 꼭 필요하지요.

 필요한 만큼 에너지를 생성하고 남는 포도당은 글리코겐(Glycogen)으로 전환되어 간과 근육에 저장됩니다. 인슐린이 에너지를 생성시키며 혈당을 줄이는 역할을 한다면 저장된 글리코겐을 분해해 다시 혈당을 높이는 작용을 하는 호르몬이 글루카곤입니다. 식후 3시간 정도 지나면 혈당이 떨어지기 때문에(뇌의 에너지원이 부족) 글루카곤이 분비되어 혈액 속 포도당을 늘리는 역할을 합니다.

 근육에 저장된 글리코겐이 더 많지만, 근육에너지원으로 사용되므로 혈당 조절에 사용되는 글리코겐은 간에 저장된 약 80g 정도입니다.

 여기서 현대인의 문제가 나타납니다. 정제된 탄수화물을 섭취하기 때문에 (비타민, 미네랄 등 효소, 조효소 부족) 포도당이 제대로 이용되지 못할 뿐 아니라, 음식은 과도하게 섭취하고 운동량은 적기 때문에 남는 탄수화물이 글리코겐 저장량을 초과해버립니다. 에너지원이 넘쳐나니 몸은 탄수화물을 저장형 에너지인 지방으로 전환하여 저장합니다. 그림에서 아세틸코에이(Acetyl-CoA)가 트리글리세리드(TG, 중성지방)와 콜레스테롤로 전환됨을 볼 수 있습니다. 채식을 해도 고지혈증, 고중성지방혈증이 나타나는 이유입니다.

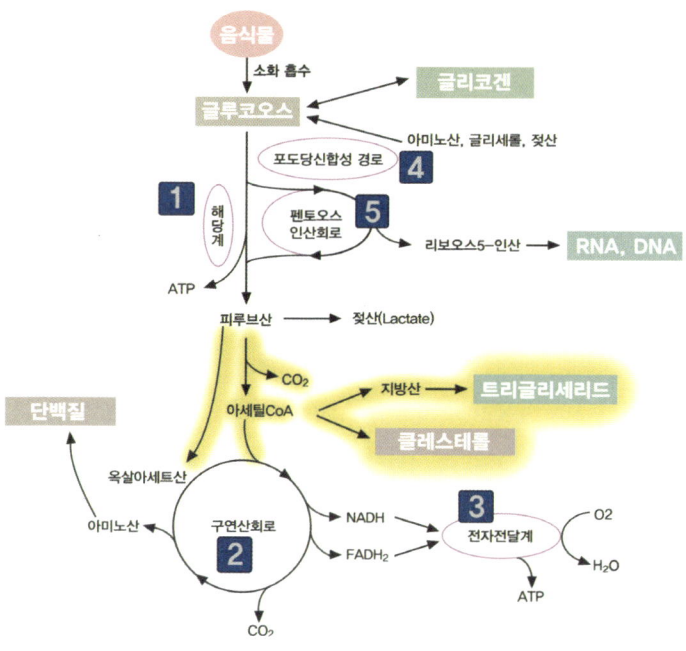

| 액상과당 안전한가

흡수속도

갈락토스(110) 〉 포도당(100) 〉 과당(43) 〉 만노스(19) 〉 자일로스(15)

같은 단당류라도 장에서 흡수되는 속도는 각각 다릅니다. 위의 표는 포도당의 흡수속도를 100으로 봤을 때 다른 당분의 흡수속도를 나타낸 것입니다. 실험 논문마다 수치의 차이는 있지만, 순서는 맞습니다. 요즘 마트에서 잘 팔리는 자일로스는 흡수속도가 굉장히 늦죠? 살이 안 찌는 설탕으로 마케팅 할 만합니다. 보면 포도당보다 과당이 흡수속도가 더 느립니다. 그래서 '과일에 있는 당은 혈당을 올리지 않는다.' 혹은 '당뇨환자가 먹어도 안전하다.' 등 잘못 알려진 상식이 몇 가지 있습니다.

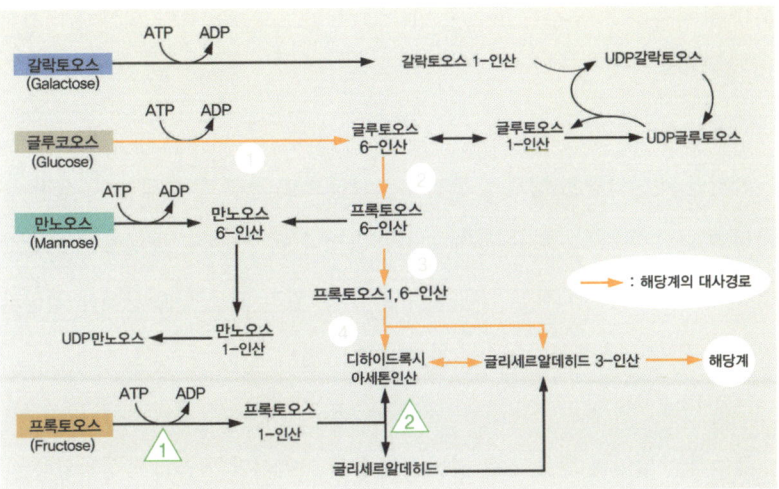

　과당의 흡수 속도는 분명 포도당보다 느립니다. 하지만 과당은 다른 당류보다 에너지대사가 더 빨리 이루어집니다. 포도당보다 더 빨리 아세틸코에이(Acetyl-CoA)를 생성하게 되고 여분은 전부 지방으로 전환되므로 과량의 과당 섭취는 오히려 포도당보다 해롭습니다.

　포도당(Glucose) 외의 다른 단당류는 에너지원으로 이용되기 위해서 여러 과정을 거쳐 해당과정의 중간대사체인 G6P, F1,6-bisP 등으로 변환됩니다. 그러나 과당의 경우 3단계만 거치면 G3P(글리세르알데히드 3-인산)로 전환되어 다른 당류보다 몇 단계나 앞서 에너지 생성에 쓰일 수 있습니다.

　그중에서도 수많은 음료에 들어있는 액상과당(HFCS: High-fructose corn syrup)은 현대인의 건강에 많은 문제를 일으키는 주범입니다.

　설탕이 몸에 나쁘다고 알려지면서 많은 제품들이 설탕(Sucrose) 대신 액상과당을 사용하고, 무설탕 표기를 합니다. 설탕보다 액상과당 원가가 저렴하니 일석이조!

하지만 액상과당은 액체로 존재하는 과당으로 과일 속 과당이나, 설탕 속 과당과 화학적으로는 같은 물질입니다. 그러나 액상과당은 설탕보다 포만감을 적게 느끼게 하며 과잉 섭취를 유발 할 수 있기 때문에, 최근에는 액상과당이 설탕보다 더 해롭다는 뉴스가 나오기도 합니다.

제조사는 달아야 제품이 잘 팔리기 때문에 어마어마한 양의 액상과당을 음료 등에 첨가합니다. '액상과당'자체가 나쁜 게 아니라 과도하게 섭취하는 게 문제라는 뜻입니다. 식후에 무심코 마시는 음료 한 잔, 식후에 먹는 과일 속 당분이 안 그래도 에너지가 충분한 현대인의 식사에 더해집니다. 위에서 말한 대로 정제된 탄수화물 섭취가 많기 때문에 당이 제대로 이용되지 못하며, 과도하게 섭취한 여분의 당이 지방으로 전환됩니다. 대사증후군(고혈압, 당뇨, 고지혈증)이 생기기 쉬운 조건일 수밖에 없습니다.

정리해보면

❶ 액상과당, 설탕 자체보다는 과도한 섭취가 문제다!
❷ 그래도 정제당인 액상과당, 설탕보다는 각종 효소나 비타민 등을 같이 섭취할 수 있는 과일이 더 좋다.

| 당신생과정 (Gluconeogenesis)

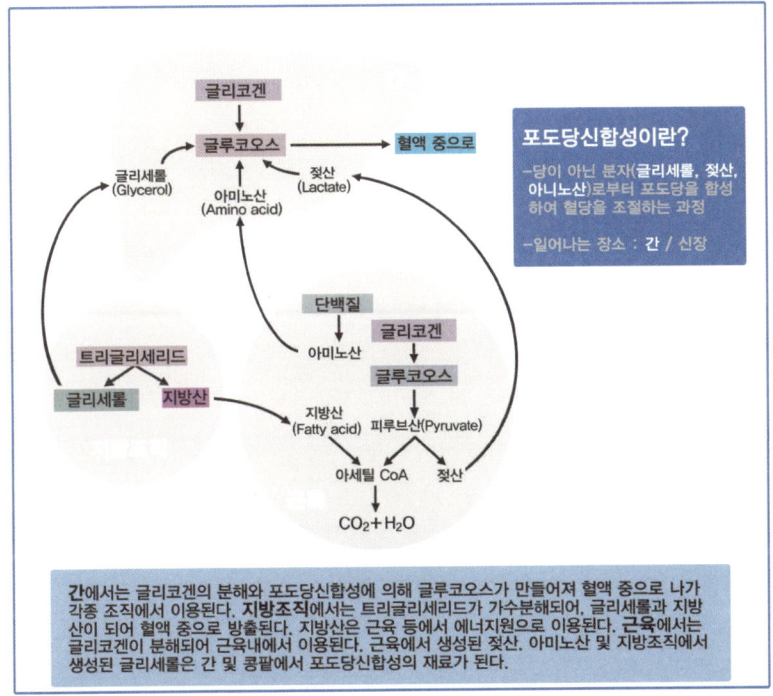

당신생과정은 당이 아닌 물질로부터 포도당을 합성하여 혈당을 조절하는 과정을 말합니다. 하루 정도 굶게 되면 우리 몸은 떨어지는 혈당을 유지하기 위해 간에 저장된 글리코겐을 사용합니다. 그 뒤에도 기아상태가 유지되면 인체는 뇌의 에너지원인 포도당을 보충하기 위해 지방과 단백질로부터 당을 합성하게 됩니다.

억지로 당을 만드는 과정이기 때문에 효율이 떨어질 뿐 아니라 아미노산이 줄어들어 호르몬생성에 문제가 생기고, 지방을 당으로 전환하는 과정에서 케톤체(Ketone Body)¹가 생기는 등 문제가 발생합니다. 금식 다이어트를 과도하게 할 때 생기는 부작용이 당신생작용의 부작용이라고 이해하시면 됩니다.

---

1. 케톤체(ketone body) 케톤체는 지방산의 대사산물로서 아세토아세트산, β-히드록시부티르산, 아세톤 3종 화합물을 말합니다. 고지방식, 절식, 과도한 운동 등 구연산 회로의 용량을 넘는 지방산 산화가 일어나는 때에는 아세토아세틸코에이(아세토아세틸 CoA)에서 아세토아세트산이 만들어지고 다시 β-히드록시아세트산, 아세톤이 생성되어 혈액 중 농도가 올라갑니다. 혈액의 완충작용을 넘어선 케톤체는 혈액을 산성화하여 케토에시도시스(ketoacidosis)를 유발합니다.

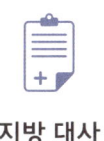

지방 대사

| 세포, 세포막(Cell Membrane)의 구성

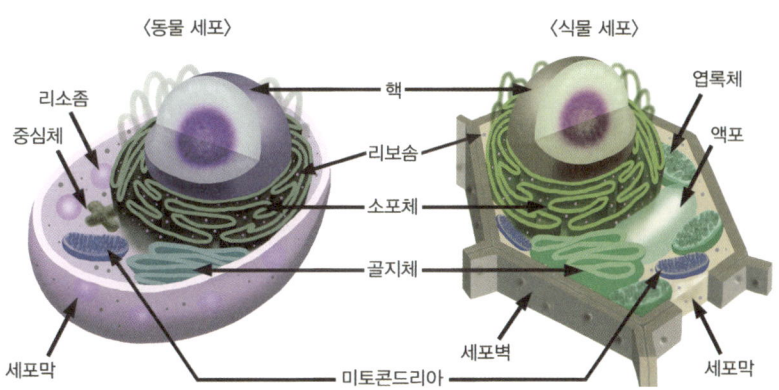

세포 구조를 나타낸 그림입니다. 식물세포는 세포벽이 있지만 동물세포는 없는 등 약간의 차이가 있습니다. 아마도 초등학교나 중학교 시절 언뜻 배웠던 기억이 날 겁니다.

이 중에서 인체의 건강과 밀접한 관련이 있는 구조이자 항상성 유지에 뼈대가 되는 구조가 바로 세포막입니다.

아래 그림은 과학기술 발전에 따른 세포막 구조, 이론이 변한 것을 보여줍니다. D)항목의 유동모자익 모델(Fluid Mosaic)에 이르러서야 비로소 현대적인 세포막 모델이 됩니다. 이름에서부터 뭔가 흐물거리는 느낌이 오지는 않나요?

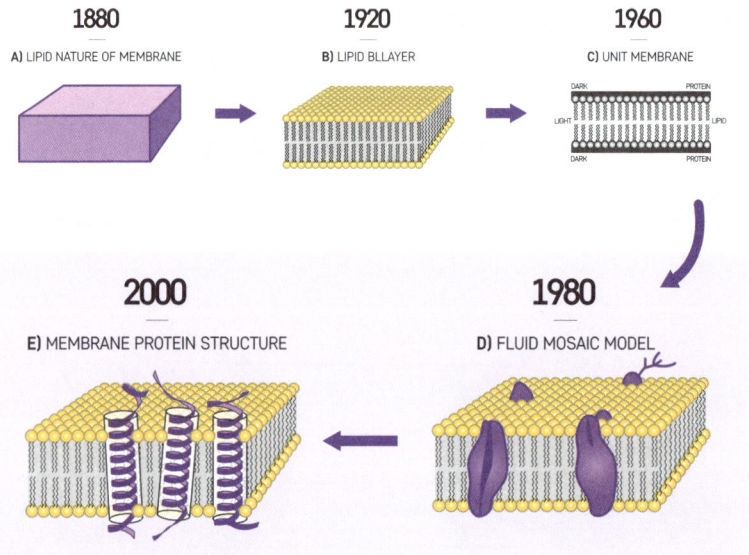

세포막은 아래 그림처럼 여러 단백질이나 당단백이 있고 그 사이사이를 지질(콜레스테롤, 인지질, 당지질)이 촘촘하게 메꾸고 있습니다.

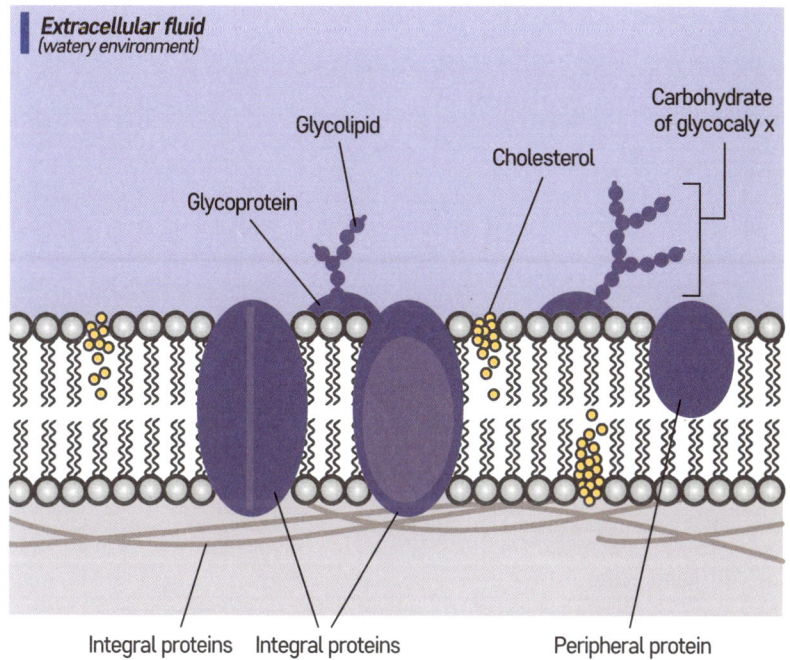

바로 이 세포막 지질을 구성하는 성분들이 흔히 아는 포화지방, 오메가3, 오메가6, 오메가9 등 입니다.

| 굳어버린 세포

인체는 약 60조 개의 세포로 구성되어 있고, 그 세포막을 이루는 70%는 필수지방산(ALA, LA, GLA)[1]이 포함된 지질(Lipid)입니다.

세포는 필수지방산 등을 이용해 산소투과가 잘 되는 건강한 세포막을 만들

---

1. **필수지방산**   영양소 앞에 '필수essential'가 붙으면 체내에서 합성하지 못하고 외부에서(음식물) 섭취해야만 하는 영양소를 의미합니다. 과거에는 섭취 절대량이 부족해 필수영양소 결핍 질환이 많았다면, 현재에는 상대섭취량이 부족해 생기는 질환이 많아지고 있습니다.

어 몸 전체의 항상성을 유지하고 있습니다.

현대 세포모델이 유동모자익 모델(Fluid Mosaic)이라고 말씀드렸듯이, 세포막은 '유동성'이 좋아야 합니다. 촘촘하면서도 야들야들해야 영양소나 각종 신경전달물질 등이 세포 내외로 잘 드나들고, 신호전달을 할 수 있는데 그림의 세포막처럼 콜레스테롤, 트랜스지방, 포화지방이 많다면 유동성이 떨어져버립니다.

이 그림은 고지방식 식사를 할 경우 세포막의 유동성이 떨어져 인슐린에

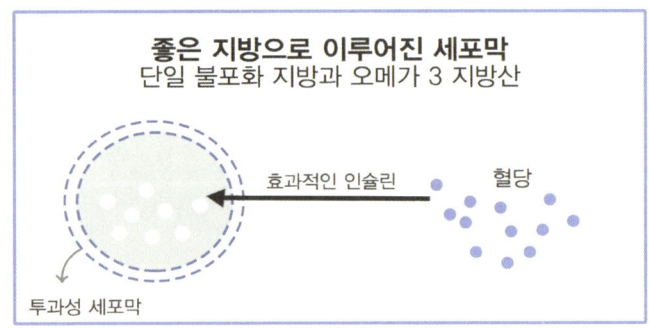

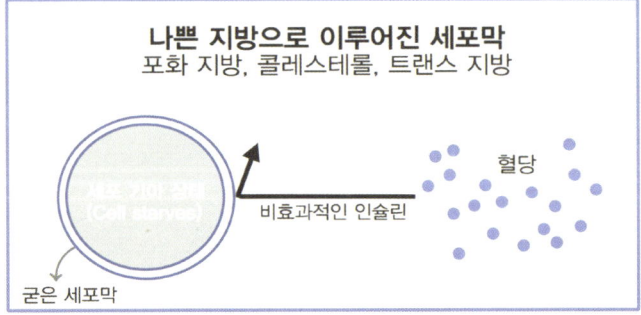

잘 반응하지 못한다는 내용을 담고 있습니다. 좋은 지방으로 세포막이 구성된 세포는 호르몬 리셉터 반응성이 좋습니다. 리셉터 반응성이 좋다는 것은 인슐린이 세포막 단백질(인슐린 리셉터)에 달라붙어 쉽게 명령을 내릴 수 있다는 뜻입니다. 나쁜 지방으로 세포막이 구성된 세포는 인슐린이 명령을 내

려도 말을 잘 안 듣습니다. 이를 '인슐린 저항성'이 생겼다고 표현합니다. 인슐린이 명령해도 안 들으니까 뇌는 인슐린을 자꾸 더 만들어 분비시키고, 그러다 보면 위에 나왔던 복잡한 탄수화물 대사체계에 이상이 생겨 혈당조절능력이 전방위적으로 떨어집니다. 인슐린 저항성이 점점 커져 각종 증상이 나타나면 당뇨병(Diabetes)이 발생합니다. 선천적 당뇨가 아니라 세포막 등의 문제가 있어 유발되는 후천성 제2형 당뇨병이죠.

세포는 건강한데 영양소(아미노산, 비타민, 미네랄)가 부족하다?
- 아미노산, 비타민, 미네랄을 보급하면 됩니다.

세포는 비실거리는데 아미노산, 비타민, 미네랄을 공급한다?
- 아무리 공급해도 제대로 쓰일 수가 없습니다.

항상성(Homeostasis)을 유지하기 위해서는 먼저 뼈대(구조, Structure, 세포막 자체)가 튼튼해야 하고, 이를 바탕으로 균형 잡힌 영양소가 공급되어야 할 것입니다. 현대인은 식물섭취(야채, 채소)가 줄고 가공식품, 포화지방, 육류섭취가 늘었습니다. 그 결과 만성질환의 시대가 열렸지요. 대사질환자(고혈압, 당뇨, 고지혈증 등), 알러지염증질환(아토피, 비염, 건선 등)이 폭발적으로 증가하고 있습니다.

| 건강한 세포를 만드는 법

나쁜 세포막을 구성하는 콜레스테롤, 포화지방, 트랜스(Trans)지방. 이것들을 저콜레스테롤, 불포화지방, cis지방으로 바꾸어야만 세포막 유동성이 좋아지고, 세포막전위가 잘 유지되고, 산소투과율(영양물질 전달, 신호전달 등)이 좋아집니다.

그러기 위해서는 가공식품, 고지방식품을 줄이고, 양질의 오메가3, 오메가

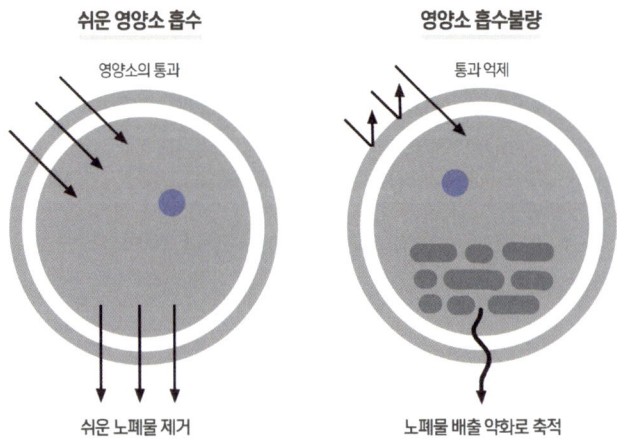

6, 오메가9 지방산을 보충해주면 되는데, 오메가3 중에서도 세포막을 구성하는 성분은 EPA, DHA보다 ALA비율이 많으니 ALA를 보충해주고 오메가6인 LA를 보충하는 게 좋겠지요?

| 지방의 흡수

음식으로 섭취한 지방질은 아래 그림과 같은 경로를 따라 흡수됩니다. 중성지방뿐 아니라 콜레스테롤도 같은 경로를 따릅니다. 담즙산, 레시틴, 라이페이즈 같은 효소들이 소화흡수과정에 사용되므로 담즙분비가 불량하거나 소화효소분비가 적어지게 되면 소화불량이 나타나게 됩니다. 피로회복제로 알려진 우루∗ 성분이 사실은 담즙산 중 하나인 UDCA입니다. 그래서 기름진 음식을 먹고 속이 더부룩한 경우 우루∗를 복용하면 소화가 잘 됩니다. 일반소화제에도 물론 UDCA가 들어있습니다. 그런데 왜 우루∗를 피로회복제라 할까요? 담즙산 성분인 UDCA에 피로회복에 도움을 주는 비타민

B와 인삼이 아주 소량 들어있기 때문입니다. 피로 때문에 우루*를 드신다면 차라리 고함량의 비타민B를 드시는 게 더 합리적인 선택일 것 같습니다.

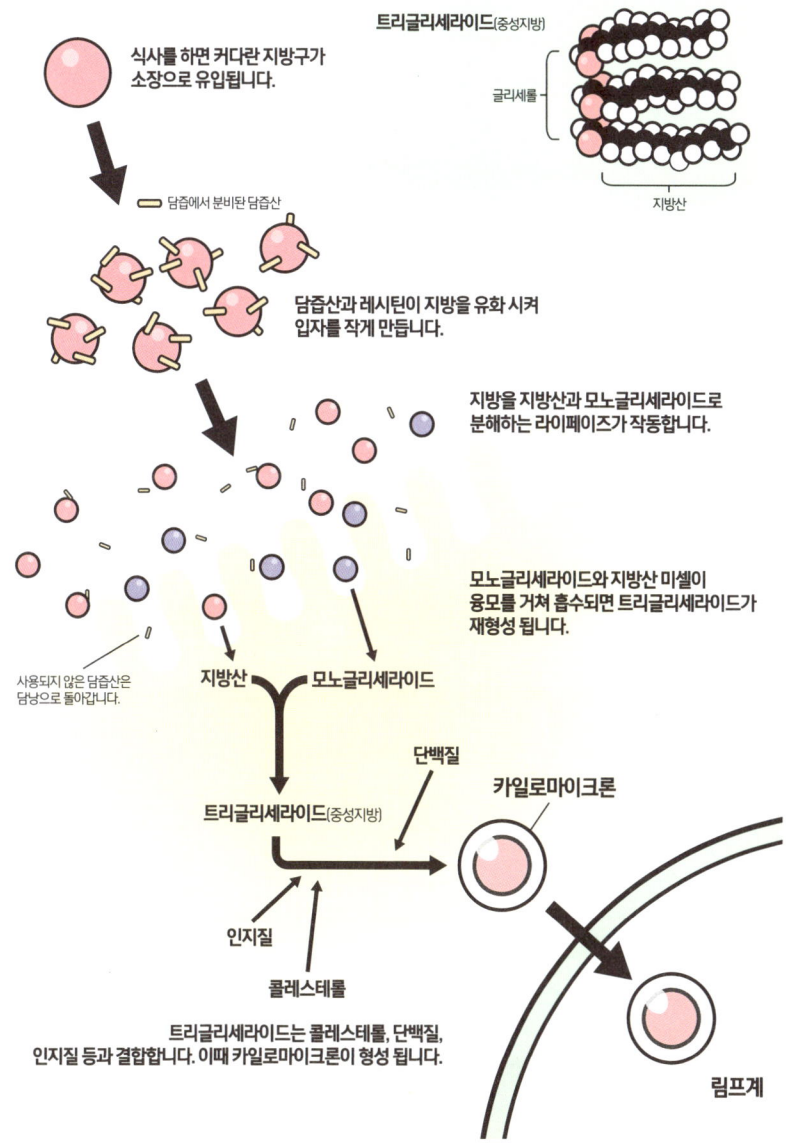

대부분의 에너지 ATP는 앞에서 말씀드린 탄수화물로부터 얻게 되는데 지방질로부터도 에너지를 생성할 수 있습니다. 바로 베타 옥시데이션(β Oxidation)으로 지방산을 산화시켜 아세틸코에이(Acetyl-CoA)로 만드는 과정입니다. 만들어진 아세틸코에이(Acetyl-CoA)는 TCA사이클(TCA Cycle)로 들어가 당대사와 똑같이 ATP를 생성하게 됩니다.

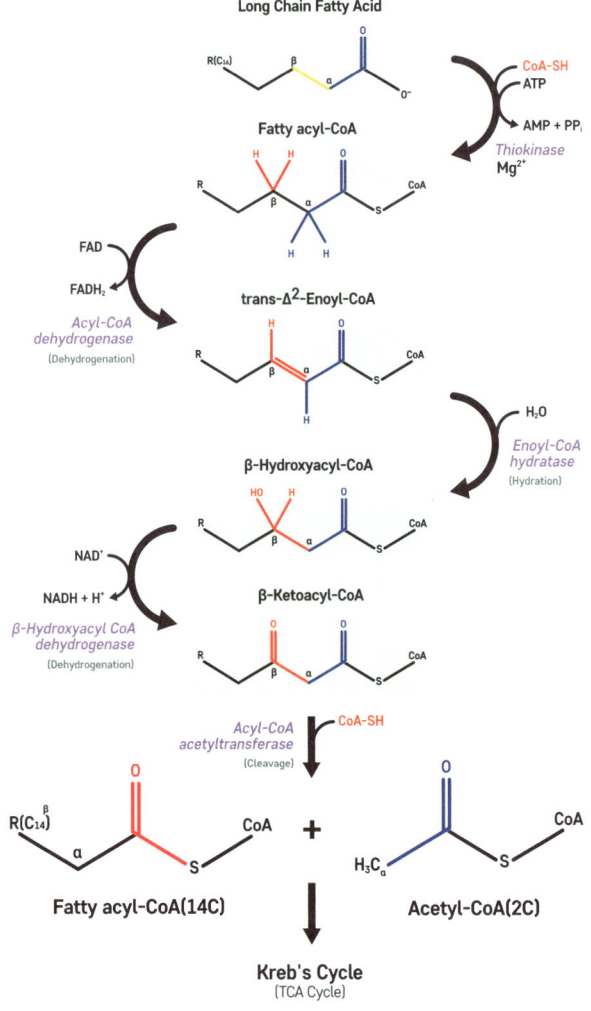

밥(탄수화물)도 많이 먹고 삼겹살(지질)도 많이 먹게 되면 탄수화물 해당 과정으로 만들어진 아세틸코에이(Acetyl-CoA)와 지방산 베타 옥시데이션 (β oxidation)으로부터 만들어진 아세틸코에이(Acetyl-CoA)가 미토콘드리아에 넘쳐나게 됩니다. 당대사 편 TCA 회로를 다시 보세요. 첫 단계가 아세틸코에이(Acetyl-CoA)와 옥살로아세테이트(Oxaloacetate)가 만나는 반응인데 옥살로아세테이트(Oxaloacetate)를 전부 사용해도 넘쳐나는 아세틸코에이(Acetyl-CoA)를 처리하지 못해 과부하가 일어나게 됩니다. 남아도는 아세틸코에이(Acetyl-CoA)는 케톤체를 형성하게 됩니다.

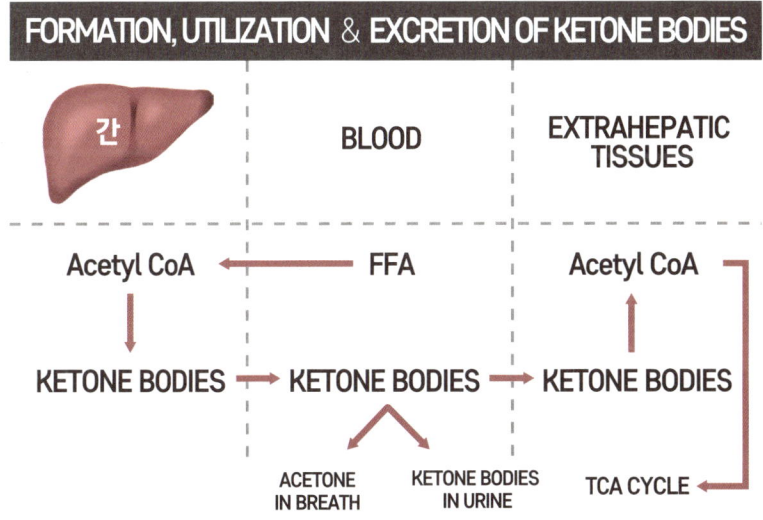

케톤체는 심장, 근육, 신장, 뇌 등에서 에너지원으로 다시 사용됩니다. 케톤체는 기아상태(절식)에서도 생성된다고 했는데 이는 옥살로아세테이트(Oxaloacetate) 마저 당신생과정에 사용되어 TCA 사이클(TCA Cycle)이 제대로 돌아가지 못해 대체 에너지 생성 경로인 케톤 생합성경로를 이용하기 때문입니다.

당대사와 마찬가지로 이 복잡한 대사 과정에 수많은 비타민, 미네랄 같은 조효소가 필요하고 한두 군데 제대로 돌아가지 않으면 지질대사 이상이 생기게 됩니다. 흔히 알고 있는 지방간, 고지혈증, 고중성지방혈증 같은 질환이지요. 양질의 지방질(불포화지방)이 보충되어야 아래 회로가 잘 돌아갑니다.

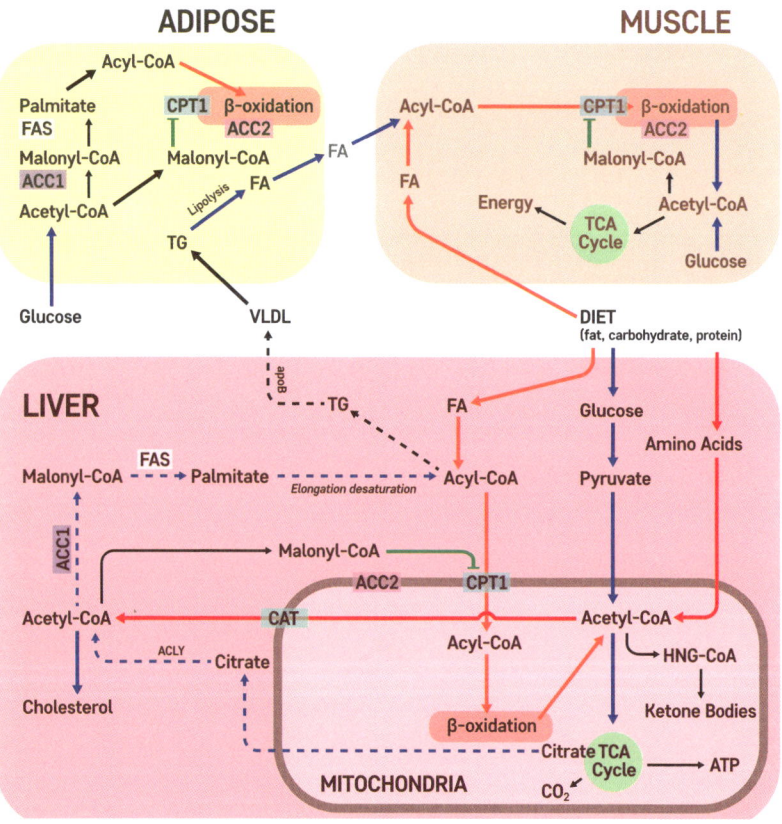

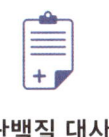

단백질 대사

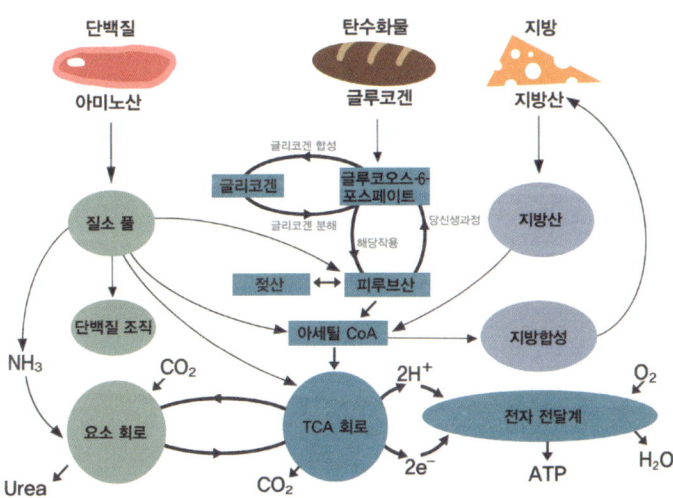

 이 그림은 탄수화물, 지방, 단백질의 대사를 간략히 요약한 그림입니다. 앞에서 살펴봤던 복잡한 당대사를 이렇게 줄인 것을 보면 양옆의 단백질과 지방 대사도 실제로는 엄청나게 복잡한 과정을 통해 이루어짐을 유추할 수 있습니다. 탄수화물대사, 지방대사와 더불어 200여종의 아미노산이 전환되고 생합성되고 하는 복잡한 것들은 생화학시간에 배우는 것이고, 여기서 말하고 싶은 것은 각 단계에서 다양한 비타민, 미네랄, 효소 등이 필요하다는 것입니다.

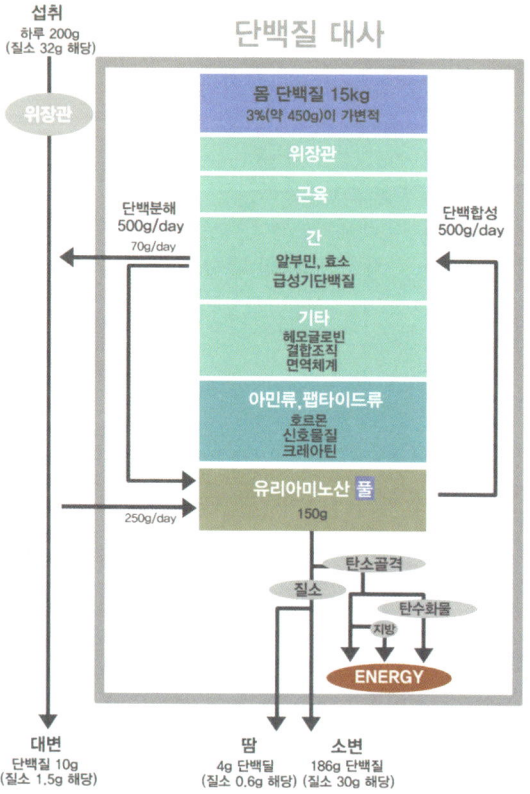

위 그림에서처럼 탄수화물은 CHO, 지방도 CHO, 단백질은 CHON으로 구성되어 있습니다.(C=탄소, H=수소, O=산소, N=질소) 그래서 탄수화물과 지방은 대사를 받으면 물(H_2O)로 바뀌는데 단백질은 질소가 남아 체내에서 독성물질로 작용합니다. 바로 암모니아(NH_3)입니다. 이 질소 대사물을 배설시키기 위한 장치가 바로 간에 있습니다. 해독 작용하면 '간'이죠. 간은 외부에서 들어오는 독성물질을 해독하는 작용뿐 아니라 영양소(단백질)를 쓰고 남은 대사 잔여물도 해독합니다.

단백질이 쓰이고 남은 찌꺼기 암모니아는 간세포 내 미토콘드리아에서 카르바모일인산(Carbamoyl Phosphate)이라는 물질로 합성되어 요소 사이클(Urea Cycle)이라는 해독 경로로 들어갑니다. 이 과정에서 암모니아는 요소(Urea)로 바뀌어 체외로 배출되는데 그림에서 보다시피 이 과정에서 아르기닌(Arginine) 등의 아미노산과 각종 효소가 또 필요합니다. 흔히 아는 '간성혼수'가 바로 간기능이 떨어져 요소 사이클(Urea Cycle)이 제대로 작동하지 못해 생기는 병입니다. 노폐물 암모니아가 처리되지 못해 뇌에 독성물질로 작용하는 것입니다.

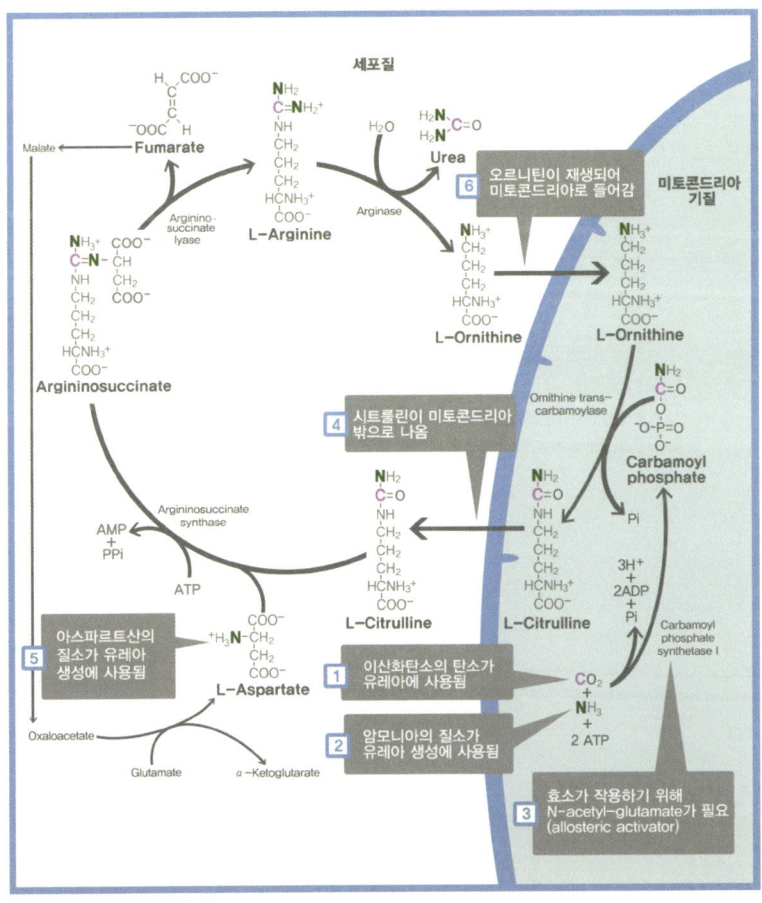

단백질은 에너지원보다는 구조단백으로서의 중요성이 더욱 크고 지질과 함께 호르몬과 신경전달물질의 원료로 이용되기에 또 중요합니다. 다 중요하다고 하죠? 탄수화물도 중요하다고 했고 지방도 중요하다고 하더니 이제 단백질도 중요하다고 하네요. 그럼 비타민, 미네랄은 안 중요할까요? 네, 전부 중요합니다. 항상성을 유지하려면 모든 영양소가 적절하게 공급되어야 합니다. 즉, '○○ 다이어트', '□□ 다이어트'처럼 한두 가지 음식만을 섭취하면 몸을 망가트리게 된다는 것이지요.

약방의 감초가 있다면
몸에는 비타민/미네랄이 있다

위에서 말씀드린 당대사, 지방대사, 아미노산대사를 보면 수십 번의 화학 변화를 거쳐야지만 몸에서 필요한 기능을 할 수 있습니다.

이러한 화학반응이 일어나려면 단계마다 조효소(Cofactors, Coenzymes)가 필요한데 이 역할을 미량미네랄과 비타민이 합니다. 단지 배추가 있다고 맛있는 김치가 나오지 않듯, 3대 에너지원이라 불리는 탄수화물, 지방, 단백질만 먹는다고 다 에너지가 되고 살이 되지 않습니다.

양질의 음식을 골고루 섭취하면 생명활동에 필요한 비타민과 미네랄 또한 일반적으로 부족함 없이 섭취할 수 있습니다. 하지만 과거보다 풍족하게 먹고 있음에도 우리는 비타민, 미네랄 결핍증상에 처해 있습니다. 무엇이 문제인지 다음 챕터에서 살펴보도록 하겠습니다.

02

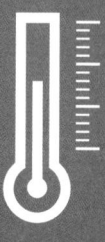

현대인의 만성질환

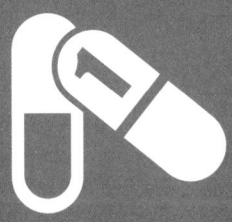

현대인은 스트레스와
함께 산다.

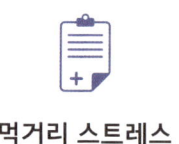

먹거리 스트레스

현대인은 정제된 음식물을 섭취하는 횟수가 늘어나면서 각종 만성질환에 시달리게 되었습니다.

음료수, 백미, 과자, 국수 등의 정제탄수화물을 지나치게 섭취하게 되면 당 대사에 필요한 각종 조효소가 부족해 혈당조절에 어려움이 생기고, HPA axis가 흥분상태에 도달해 몸의 밸런스가 망가지기 시작합니다. 이를 보통 당중독이나 탄수화물 중독이라고 부릅니다. 혈당이 치솟고 넘치는 당분을 처

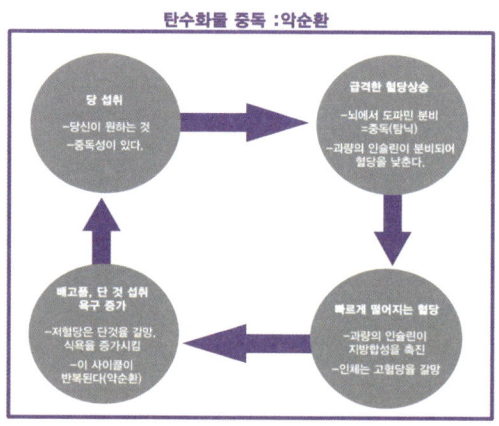

리하려고 과량의 인슐린이 분비되면 혈당이 급격히 하락합니다. 그러면 혈당이 또 떨어지고, 다시 단 음식이 당기게 되는 악순환이 계속됩니다.

당뇨환자들에게 권하는 당지수가 낮은 음식들이 당뇨환자에게만 좋은 게 아닙니다. 건강한 음식은 모두에게 좋지요. 물론 좋은 음식도 과도하게 복용하면 남는 에너지원이 지방으로 전환되어 비만의 원인이 되니 적절히 먹어야 합니다.

아시다시피 현대인은 탄수화물, 지방, 단백질이 전부 과잉상태입니다. 흔히 먹는 음식에 든 지방은 포화지방이 많고 필수지방산인 불포화지방도 산화되어 질이 나쁜 것이 대부분입니다.

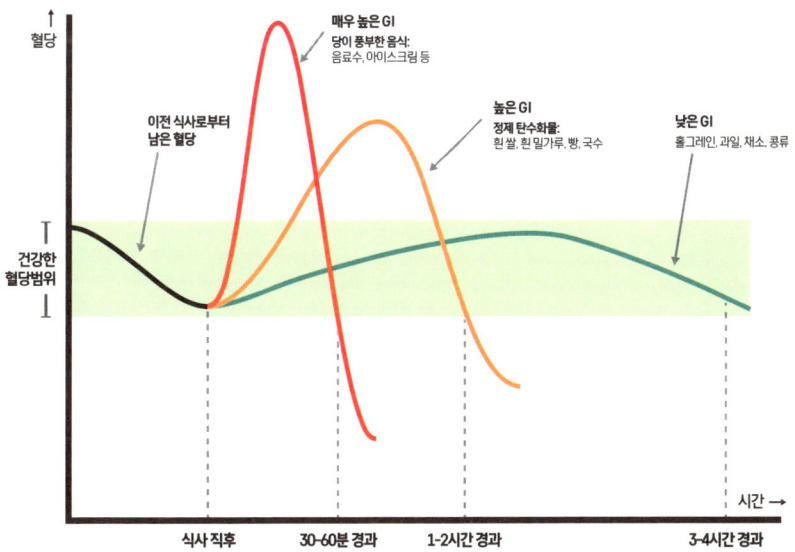

정제 식품에는 비타민과 미네랄이 적거나 없는 경우가 많고, 또 같은 양의 음식을 먹어도 산업화한 농작물에서 얻는 영양소가 과거보다 줄어들었습니다. 이렇듯 소화해야 할 영양소(탄수화물, 지방, 단백질)는 섭취가 급속도로 늘었는데 영양소 대사과정에 필요한 조효소(비타민, 미네랄)의 섭취는 줄어들어 문제가 됩니다.

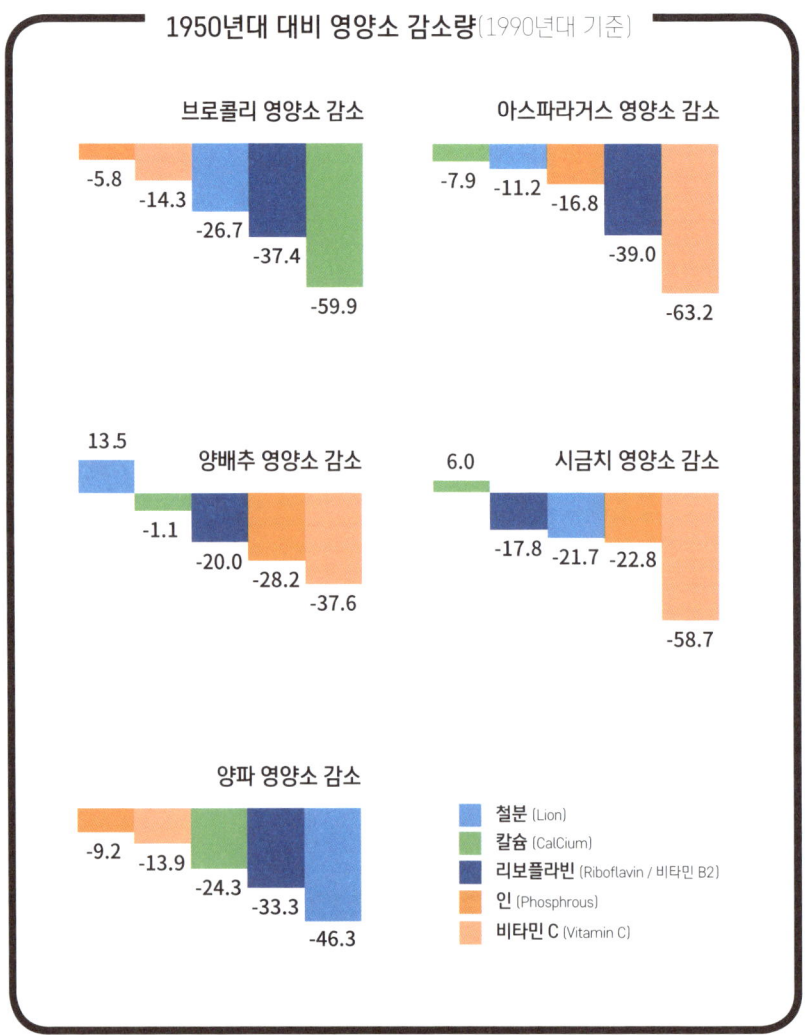

정신적 스트레스

미디어에서는 오늘 날을 무한경쟁시대라고 표현합니다.

현대인은 엄청난 스트레스에 시달리는 삶을 살고 있습니다. 그래서 아파서 병원에 가도 뚜렷한 질환명은 나오지 않고 스트레스 때문이라고, 신경성이라는 말을 자주 듣게 됩니다. 이처럼 정신적으로 받는 압박감(스트레스)으로도 몸의 항상성은 깨질 수 있습니다.

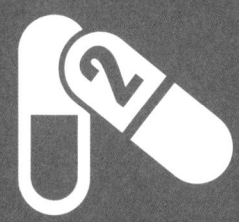

스트레스와
신경계장애, 호르몬 교란

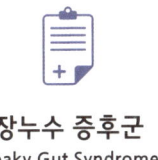

장누수 증후군
Leaky Gut Syndrome

소장은 영양소의 소화와 흡수 기능뿐 아니라 방어막 기능이 있습니다. 몸에 들어와서는 안 되는 세균, 거대항원 등을 막아주는 것이지요. 이러한 소장이 여러 원인으로 인해 방어기능이 약화되면 장투과율(Intestinal Permeability)이 증가해 독소가 혈액까지 유입될 수 있습니다.

장에 누수가 생겼다. 장이 샌다. 장 내 환경이 나빠져 위장관 부조화 유해물질(Dysbiosis Pathogen)이 비정상적인 경로인 세포 사이로 침투해 각종 질병을 일으키는 것을 장누수 증후군(Leaky Gut Syndrome)이라고 부릅니다. 질환이나 질병이 아닌 증후군으로 분류되며, 대사증후군과 마찬가지로 '공통된 임상적 현상을 보이는 임상적 증세들의 결합'을 말합니다.

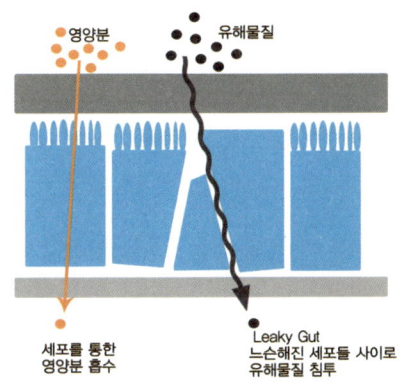

유해물질이 비정상적 경로로 상을 거쳐 혈액까지 유입되면 면역체계가 항진되어 각종 알레르기 반응과 염증 반응이 나타날 수 있습니다. 과도한 면역체계 항진으로 산화스트레스가 증가하고 간은 해독기능에 부하가 걸립니다. 면역반응이 어디에 집중되는지에 따라 다양한 조직에서 질환이 발생합니다. 알려진 것으로는 만성피로, 만성 알레르기, 아토피, 간 기능 저하, 심혈관 질환, 류마티스 같은 자가면역질환, 호르몬장애, 신경전달물질이상 등이고 치매 같은 정신신경계 질환까지 나타날 수 있습니다.

이중 장누수를 일으키는 원인은 과도한 정제당 섭취, 항생제, 진통제 같은 약물, 소화효소 분비저하, 염증성 장 질환, 유해균(그람음성균, 칸디다균 등), 이들이 분비하는 독소(LPS), 글루텐, 술, 바이러스 등입니다.

이렇게 뚫려버린 방어선을 복구하려면 할 일이 한두 개가 아닙니다. 먼저 해가 되는 음식물 섭취를 줄이거나 끊어야 합니다. 몸에 나쁜 것은 맛있어서 가장 어려운 일이기도 합니다. 유해균이 과도하게 증식된 '소장 내 미생물 과다 증식(SIBO)[1]'를 극복하기 위해서는 유익균을 보충해야 합니다. 좋은 프로바이오틱스 제품을 선정하는 법은 뒤에 알려드릴 예정입니다. 그리고 음식물이 완전히 소화되어 항원으로 작용하지 않도록 효소를 보충해야 합니다. 전신에 염증반응이 진행되고 있어서 염증반응을 억제할 오메가3지방산이나 오메가6지방산을 충분한 용량으로 투여해야 하고 염증반응으로 인한 산화스트

---

1. **SIBO (Small intestinal bacterial overgrowth)** 일반적으로 소장에는 유익균이, 대장에는 유해균이 많이 살고 있습니다. 어떠한 이유로 소장 내 환경이 변화되어 대장균이 살 수 있게 되면, 유해균들이 소장까지 올라와서 증식하게 됩니다. 이렇게 소장에 유해균이 과도하게 증식된 상태를 SIBO라 합니다.

레스를 막기 위해 항산화제를 복용해야 합니다. 또한 이미 뚫려버린 장으로 많은 독소가 들어와 간 부하를 주고 있으니 간 해독을 돕고 간을 쉴 수 있게 간해독 성분을 복용해야 합니다. 음식부터 시작해서 여러 영양성분과 약물을 복용해야만 뚫린 장세포벽을 복구할 수 있습니다.

스트레스와 호르몬교란 : 코르티솔

 장누수 증후군편에서는 장누수에 의해 신경계질환, 호르몬장애가 나타날 수 있다고 했습니다. 한편 육체적, 정신적 스트레스도 신경계장애, 호르몬 교란을 일으킵니다. 스트레스를 받으면 장누수가 생기기 때문입니다. 만성적인 스트레스는 면역세포인 T림프구에 이상이 생기게 합니다.

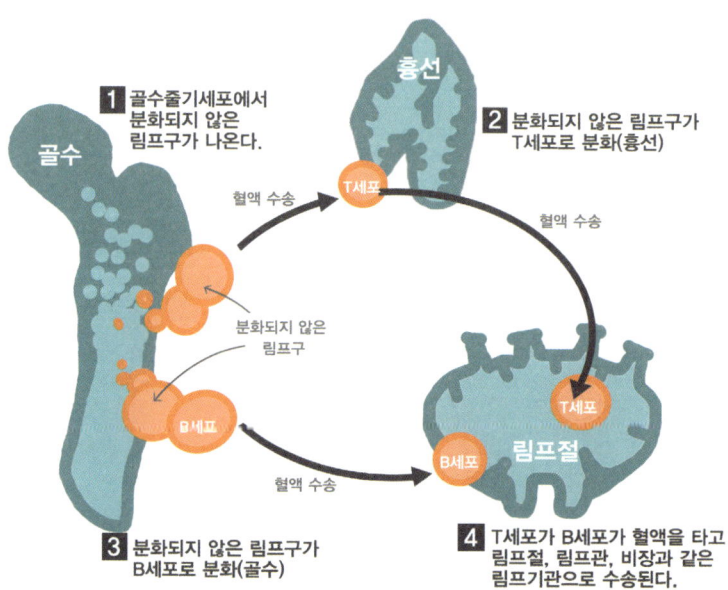

스트레스가 흉선 면역세포가 분화하는 흉선(Thymus)을 위축시켜 면역세포가 제대로 발달하지 않으면 면역력이 떨어져 세균이나 바이러스 등에 쉽게 감염이 됩니다. 감기를 달고 사는 분들은 만성적인 스트레스를 받는 것은 아닌지 생각해봐야 합니다.

스트레스를 받으면 코르티솔(Cortisol)이라는 항스트레스 호르몬이 나오게 됩니다. 스트레스에 버틸 수 있는 원동력이 되는 호르몬인데 스트레스가 만성화되면 이 코르티솔 분비가 과잉되고 한계를 넘어서면 고갈이 되어 버립니다. 이때 만성피로증후군이 나타나게 되는 것입니다.

코르티솔은 인체의 다양한 생리현상에 관여하는 호르몬입니다. 코르티솔은 부신(Adrenal Glands)이라는 기관에서 분비되는데 많이 본 그림이죠? 신장 위에 조그맣게 붙어있는 선(샘, Gland)이고 책 초반에 언급된 HPA-axis에 의해 분비가 조절됩니다. 대표적인 작용으로는 세 가지가 있습니다.

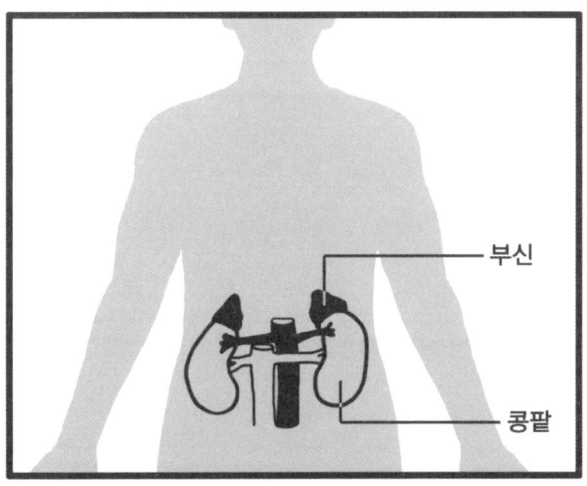

| 코르티솔의 기능 세 가지

□ 혈당 조절

HPA axis의 흥분이 일어나면, 즉 스트레스를 받아 코르티솔 분비가 증가하면 당신생작용이 활발히 일어나 혈당이 증가하고, 인슐린이 분비되어 세포에 포도당 공급(에너지원공급)을 하게 됩니다.

스트레스 상황이 되면 간에서 당신생작용(Gluconeogenesis, 지방분해증가 β oxidation)을 통해 포도당을 공급합니다. 이는 응급상황(뇌, 심장에 에너지공급)에 절대적으로 필요한 신체반응입니다. 이런 스트레스 상황에서 신체는 더 많은 에너지가 필요하므로 코르티솔 분비가 더욱 증가하게 됩니다. 만약 지속적인 스트레스(HPA-axis 과흥분)로 코르티솔을 분비하는 부신이 탈진되면 혈당조절에 문제가 생기게 되는데, 만성피로의 전형적인 증상이 바로 혈당조절장애죠.

□ 항염증 반응

코르티솔은 강력한 항염기능이 있습니다. 신체가 다치거나 하면 염증반응이 진행됩니다. 이때 코르티솔이 분비되어 과도한 염증반응을 억제하는 것입니다. 바로 알로스타시스(Allostasis)[1]의 한 부분으로, 면역계는 염증반응을 일으키고 호르몬계는 코르티솔을 통해 과도한 염증반응을 억제해 조직 손상을 예방하는 과정을 말합니다.

---

1. 항상성(Homeostasis)과 알로스타시스(Allostasis) 알로스타시스(Allostasis)는 항상성(Homeostasis)의 확장개념입니다. 항상성(Homeostasis)이 A라는 변화에 대응하여 A'라는 매커니즘에 따라 신체균형을 찾아간다고 한다면, 알로스타시스(Allostasis)는 A라는 변화에 대응하여 자율신경계, HPA axis, 심혈관계, 면역계 등을 포함한 전신의 모든 체계가 한꺼번에 작용하여 균형을 찾아가는 것을 말합니다. 부분이 아니라 전체를 보는 개념 정도로 이해하시면 됩니다.

□ 면역 기능

코르티솔은 면역세포인 림프구, 과립구 등을 억제(면역세포 분화억제)하여 면역기능을 저하시키기도 합니다. 이 또한 응급상황에서 뇌, 심장에 에너지를 공급하기 위한 반응의 일종이나 지속되면 감염의 우려가 커집니다. 반면 부신이 탈진해 코르티솔이 정상치 이하로 떨어지게 되면 면역세포가 과잉분화하게 되어 자가면역질환이 나타날 수 있습니다. 그래서 부신이 정상화되어야만 정상적인 스트레스 반응(Stress-Response)으로 코르티솔 농도가 조절되며 면역력 또한 정상화 되는 것입니다.

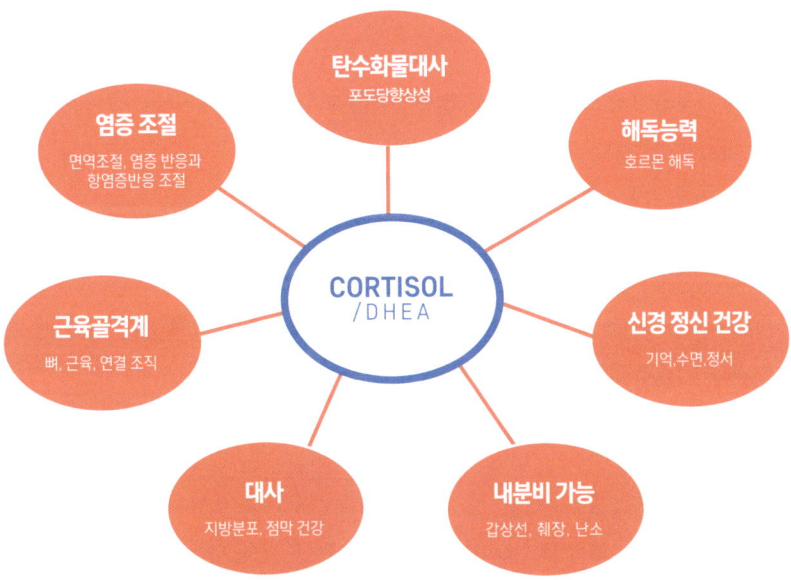

| 만성피로와 부신피질호르몬

인체는 스트레스에 대항하여 HPA-axis를 통해 일명 항스트레스 호르몬인 코르티솔을 분비합니다. 하지만 지속적인 스트레스나 과도한 스트레스로 이 HPA-axis가 정상적으로 작동하지 않게 되면(과흥분→탈진) 스트레스에 대항

하기 위한 에너지를 만들기 어렵게 되어 각종 증상이 생기게 되는데 대표적인 증상이 '피로'입니다. 현대인의 만성질환인 '만성피로증후군(부신피로증후군)'이지요.

정의

만성 피로 증후군은 정의하기가 매우 모호하다. 왜냐하면, 고혈압이나 당뇨병처럼 어떤 검사수치를 가지고 진단할 수 있는 질병이 아니라, '피로'라고 하는 매우 주관적인 증상으로 질병의 발생 여부를 판단하기 때문이다. 이 때, 피로를 유발할 만한 다른 의학적인 원인은 모두 배제되어야 하고, 피로와 함께 동반된 증상들이 특정 상태를 지녀야 한다.

'피로'는 일반적으로 '일상적인 활동 이후의 비정상적인 탈진 증상, 기운이 없어서 지속적인 노력이나 집중이 필요한 일을 할 수 없는 상태, 일상적인 활동을 수행할 수 없을 정도로 전반적으로 기운이 없는 상태'로 정의한다. 이러한 피로가 1개월 이상 계속되는 경우는 지속성(prolonged) 피로라고 부르고, 6개월 이상 지속되는 경우를 만성(chronic) 피로라고 부른다. 만성 피로 증후군은 잠깐의 휴식으로 회복되는 일과성 피로와 달리, 휴식을 취해도 호전되지 않으면서 환자를 매우 쇠약하게 만드는 피로가 지속된다.

출처: http://terms.naver.com/entry.nhn?docId=926826&cid=51007&categoryId=51007

만성피로증후군(부신피로증후군)은 부신 고갈기에 나타나는 신체 증상을 말합니다. 수많은 증상이 있지만, 대표적으로 인슐린 저항성이 증가하여 탄수화물 대사가 잘 안됩니다. 신경계에도 영향을 주기 때문에 기억력이나 수면 상태 이상, 우울증 등이 나타날 수 있습니다. HPA-axis 탈진상태이기 때문에 호르몬생성에 이상이 생기고(갑상선 기능 저하 등), 해독능력 저하(간 기능 저하), 지방대사 이상, 면역저하 등의 문제가 발생하게 됩니다.

부신은 스트레스에 가장 빨리 대응하여 호르몬을 분비하는 기관입니다. 지속적인 스트레스 상황에 노출되면 부신기능이 저하(Hypo Adrenia)되어 스트레스에 대응할수 없게 되고 다양한 증상이 나타나게 됩니다.

아래 정규분포 그래프처럼 에디슨병(Addison's Disease)이라고 부신기능이 전혀 작동하지 않는 자가 면역 질환이나, 정반대의 쿠싱 증후군과는 다릅니다. 질병은 아니고 호르몬 불균형 상태(부신기능저하, Hypo-Adrenia)입니다. 병원에서는 병이 아니라는데 나는 아픈 상태라 표현하면 이해가 쉬울까요?

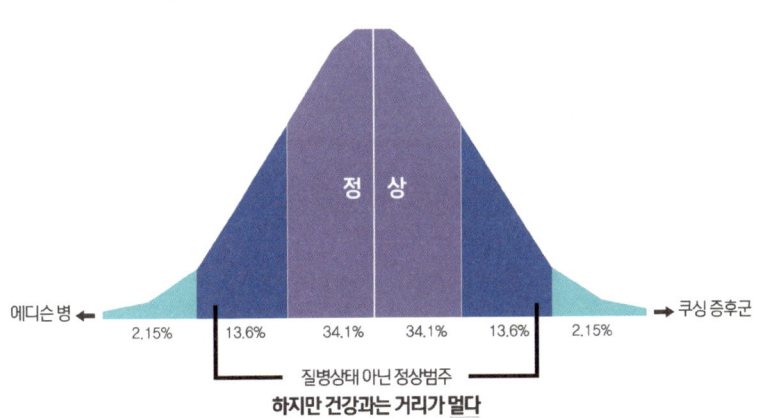

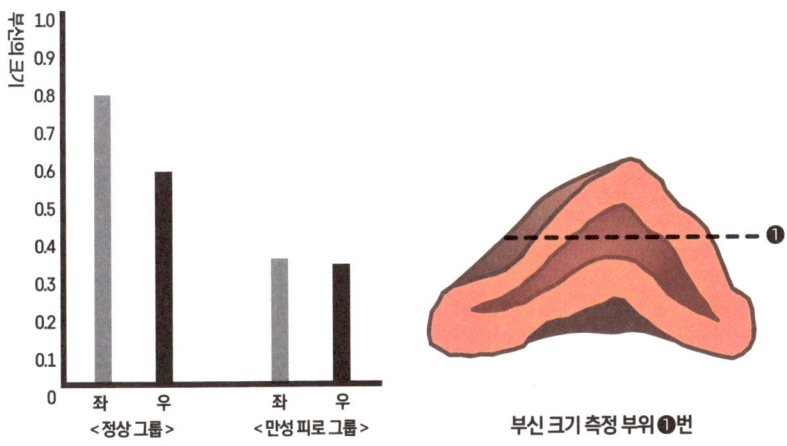

출처: Psychoneuroendocrinology 24 (1999) 759-768

실제로 만성피로환자의 부신을 보면 실제 크기가 줄어든 것이 확인됩니다.

| 만성피로의 단계

인체가 스트레스 상황에 놓이면 부신수질에서는 에피네프린(아드레날린)이 피질에서는 알도스테론과 코르티솔이 분비됩니다. 초기 스트레스 상황에서는 이러한 호르몬 분비가 늘어나 항상성을 유지합니다. 그러다가 항상성이 유지되는 정상상태를 넘어 과도한 스트레스 상황에 노출되면 인체는 HPA-axis를 흥분시켜 부신호르몬 분비를 늘리게 됩니다. 이를 차례대로 알아보겠습니다.

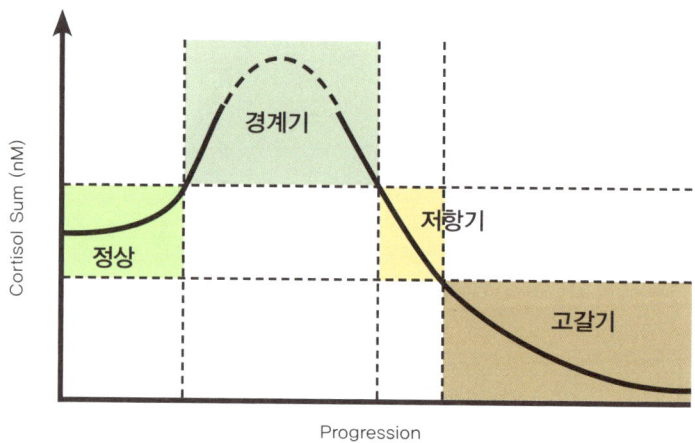

□ 경계기

스트레스 상황에서 부신수질에서는 에피네프린(아드레날린), 피질에서 알도스테론, 코르티솔이 분비됩니다. 근육, 뇌, 심장에서 산소요구량(혈액)이 증가하고(교감신경이 항진) 위기상황(스트레스 상황)에서 중요하지 않은 소화기 등의 혈류량은 감소합니다. 심박동증가, 혈압증가, 호흡증가, 손발에 땀, 근육의 수축 등이 나타나는데 공포영화를 보거나 격렬한 운동을 할 때의 증상과 일치합니다.

□ 저항기

저항기는 지속적인 스트레스로 신체가 요구하는 코르티솔을 공급할 수 없는 시기입니다. HPA-axis를 통해 부신피질자극호르몬(ACTH)은 더 많이 분비하지만 부신이 지치면 코르티솔 생성이 점점 줄어듭니다. 이 시기가 지속하면 고혈압, 당뇨 같은 대사질환과 면역력 저하에 따른 잦은 감기 증상이나 질염 등이 생기고, 심한 경우에는 암이 발생하기도 합니다.

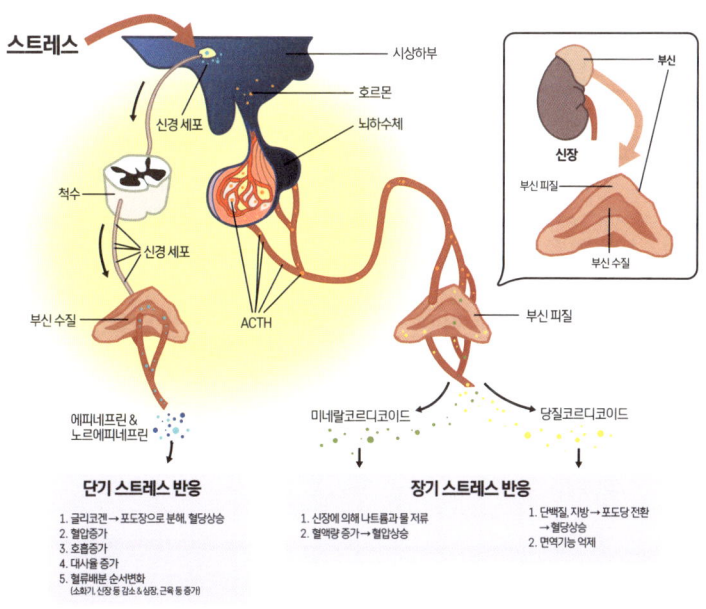

저항기는 특히 프레그네놀론 스틸(Pregnenolone Steal) 현상이라고 하는 성호르몬 불균형이 심해지는 시기입니다. 코르티솔 요구량이 증가하기 때문에 코르티솔 생성 경로가 더욱 활성화됩니다. 이 때문에 프로게스테론이 빠르게 코르티솔로 전환되고, 프레그네놀론(Pregnenolone)에서 DHEA 등 기타 호르몬으로 전환되지 않아 에스트로겐 우세 현상이 나타나는 것입니다. 실제로는 에스트로겐 합성도 줄지만, 프로게스테론이 더욱 빨리 줄기 때문에 상대적

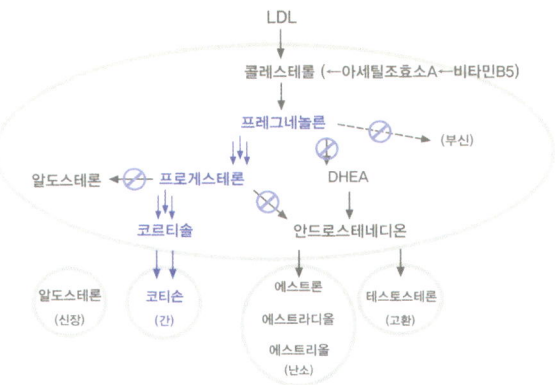

에스트로겐 우세 현상이 심화하는 것입니다. 여러 호르몬 중 성호르몬 합성도 감소하기 때문에 남녀 갱년기 증상 또한 악화합니다.

□ 고갈기

고갈기에도 부신피질자극호르몬(ACTH)은 분비되어 코르티솔 생성을 요구하지만, 이때는 완전히 지쳐 코르티솔이 정상치 이하로 줄어들게 됩니다. 이 시기는 사람에 따라 수개월이 될 수도, 수년이 될 수도 있습니다. 호르몬 불균형이 심화하여 항상성(Homeostasis) 유지가 어려워지니 각종 질환이 나타나는데, 일반적으로 저항기-고갈기에 나타나는 증상들은 부신피로증후군 또는 만성피로증후군이라 불리는 증상들입니다.

부신에서 분비되는 알도스테론은 미네랄조절에 관여하기 때문에 무기질 코르티코이드(Mineralocorticoid)라 부릅니다. 이는 미네랄의 흡수배설을 조절하는데 경계기가 지속되면 알도스테론 분비가 늘어나기 때문에 혈압이 높아지게 됩니다. 이를 차단하는 고혈압약이 개발될 정도로 알도스테론은 혈압과 깊은 관련이 있습니다.(디오반, 코자 등 -sartan으로 이름이 끝나는 혈압약)

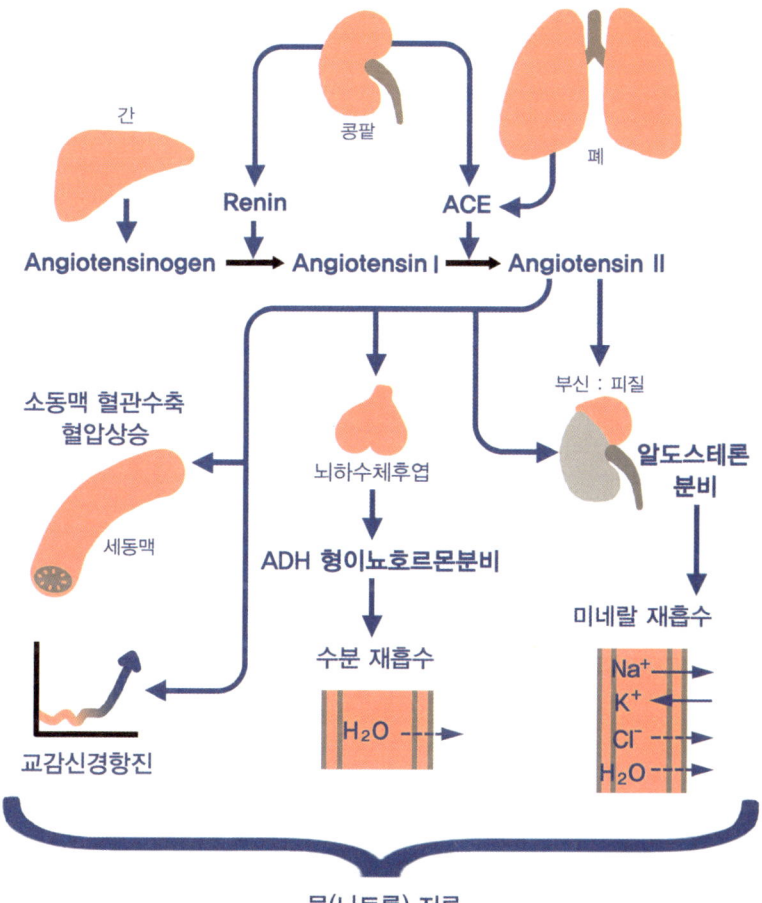

□ 고갈기-정지기

고갈기-정지기 상태에서는 앤지오텐신II(Angiotensin-II)가 알도스테론을 분비시키지 못하기 때문에 혈압을 정상화하지 못하게 되고 결국 저혈압 상태에 놓이게 됩니다. 알도스테론 분비 저하가 되면 혈액에 있어야 할 수분이 주변 조직으로 빠져나가기 때문에 저혈압이 생기며 동시에 부종이 생깁니다. 아침에 혀, 눈꺼풀, 말초부위 등이 붓는다면 부신기능을 의심해 봐야 합니다. 이렇게 저혈압이 되면 자연스레 입맛이 변합니다. 몸이 혈압을 정상화하기 위해 소금을 원하는 것입니다. 그 때문에 부신피로환자들은 음식을 짜게 먹습니다. 고혈압 환자에게는 독이 되지만 부신피로 환자에게는 소금이 도움이 됩니다.

앉았다 일어설 때 어지럼을 느끼는 분들이 있습니다. 빈혈이 있는 것 같아 혈액검사를 해봐도 정상이 나옵니다.(물론 경계 빈혈일 가능성도 큽니다.) 갑자기 일어나게 되면 일시적으로 혈압을 10~20mmHg 정도 올려줘야 하는데 호르몬 분비 이상(알도스테론, 에피네프린)으로 혈관수축이 일어나지 않아 뇌로 가는 혈액량이 줄어 어지럼 증상이 나타나는 것입니다.

인체가 저혈당 상태가 되면 췌장에서 글루카곤이, 부신수질에서 에피네프린, 피질에서 코르티솔이 분비되어 혈당을 상승시킵니다. 그러나 부신기능 저하상태에는 에피네프린, 코르티솔 분비가 줄면서 저혈당을 극복하지 못하게 됩니다. 부신기능 저하에 따른 저혈당은 50~70 정도를 말합니다.

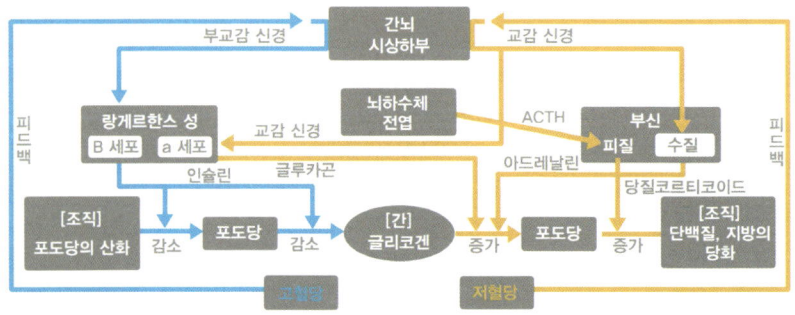

일반적으로 혈당이 가장 떨어지는 시간은 새벽 3~5시이고 그다음이 오후 3~5시입니다. 이 두 시간대에 혈당이 낮으므로 기운이 없고 졸음이 옵니다.

소아들이 밤에 오줌을 싸거나 악몽을 꾸는 것도 주로 이 시간대에 해당합니다(혈당이 낮음). 부신기능저하 상태에서는 이 시간대가 더욱더 힘듭니다. 정상인들도 피로가 오는 시간대인데 코르티솔 분비가 저하된 사람은 극심한 피로감을 느끼게 되는 것입니다.

고갈기-정지기에는 위에서 말씀드린 프레그놀론 스틸(Pregnenolone Steal) 현상의 영향으로 성호르몬 합성이 감소하여 성욕이 줄게 됩니다. 여성은 에스트로겐 우세현상으로 PMS 증상이 악화됩니다. 부신피로가 가속화되면 간에 문제가 생겨 IDO(Indoleamine 2, 3-Dioxygenase = Tryptophan Pyrrolase)가 증가하고 이는 뇌 트립토판(Tryptophan) 감소로 이어집니다. 세로토닌의 원료인 트립토판이 감소하니 세로토닌 역시 감소하여 우울증이 생길 수도 있습니다.

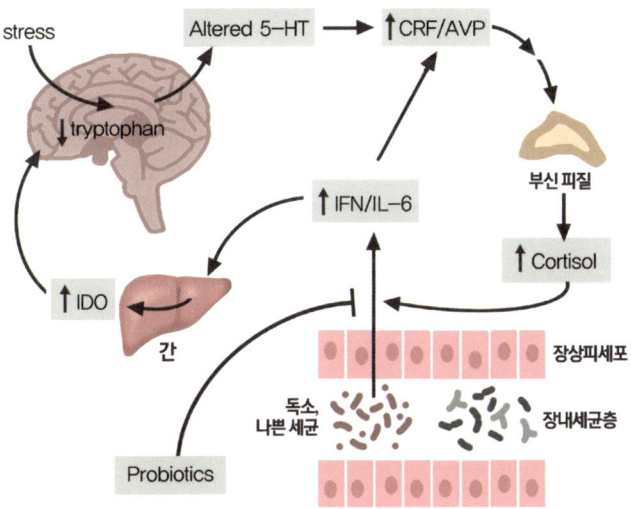

바이오 리듬(Circardian rhythm) 이야기를 해볼까요? 다음 그림은 정상적인

체내 코르티솔-멜라토닌 분비 사이클을 나타냅니다. 기상 시간이 되면 코르티솔 농도가 급격히 올라갑니다. 올라갔던 코르티솔 레벨은 오후 3~4시경에 낮게 떨어지며(가장 피로를 많이 느끼는 시간이죠?) 수면 시간인 9시 정도부터 다음날 기상 전까지 낮게 유지 됩니다.

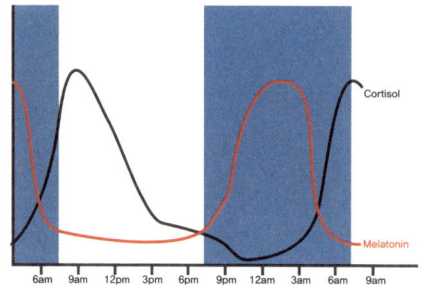

바이오리듬(Circardian rhythm)에 따라, 인체의 활동기-안정기에 따라 코르티솔 분비가 변하는데 만성 스트레스(HPA-axis 흥분)로 밤에도 코르티솔이 계속 분비되면 잠들기가 어렵게 됩니다.

입면장애의 증상 중 하나입니다. 잠은 들어도 깊게 못 자는 숙면장애도 있습니다. 이는 야간 코르티솔이 과도하게 저하된 상태입니다. 수면 중에도 뇌에는 에너지원인 포도당이 공급되어야 하는데 코르티솔이 너무 부족하면 당신생작용이 잘 일어나지 않게 됩니다. 즉 부신기능이 정상화되어야 불면증도 해결됩니다.

기상 후에 코르티솔 농도가 최대로 상승하는 게 정상입니다. 마찬가지로 만성피로상태에서는 코르티솔 분비가 적어져 아침에 일어나질 못하게 되는 것입니다. 몸이 스스로 깨워줘야 하는데 그러질 못하는 거죠. 출근하느라 힘들고 오후 시간이 너무 피곤했는데 퇴근하고 저녁 식사를 하니 피로가 가신 것 같다? 역시 직장을 벗어나니 활력이 생기는구나…. 아닙니다. 만성피로증후군인 사람이 유일하게 정상인과 유사한 정도로 코르티솔이 분비되는 시간이 저녁 식후입니다. 이렇게 저녁 식후에 기분이 좋아지고 피로가 풀린다면 더욱더 부신피로를 의심해 봐야 합니다.

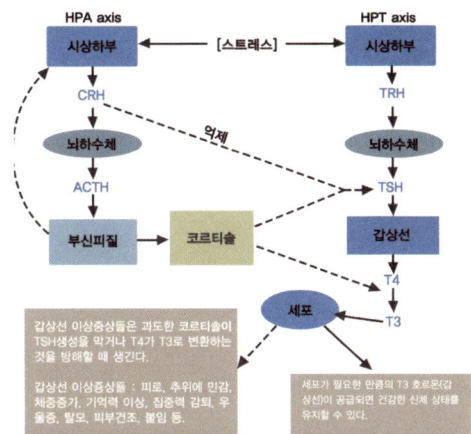

불면은 또한 코르티솔과 반대로 행동하는 호르몬인 멜라토닌이 부족할 때도 생깁니다. 낮에는 떨어지고 밤에 올라가야 하는 멜라토닌의 원료가 부족하거나 몸에서 합성이 잘 안 되면 수면 장애가 생깁니다. 그래서 멜라토닌을 직접 섭취하기도 하고 생합성을 촉진하는 약이나 멜라토닌의 원료를 복용하기도 합니다.

코르티솔은 HPT axis에도 영향을 줘 갑상선기능 저하증을 유발합니다.

부신 피로 증후군

- 만성 피로감
- 자율신경 기능장애: 소화 불량, 두통, 잦은 혈압의 변동
- 저혈당, 전해질 균형 장애(저혈압)
- 스트레스 대응력 저하: 아침에 일어나기 힘듦, 집중력 감소, 성욕 감소
- 면역 기능 이상: 잦은 감기, 관절 통증, 알러지
- 저코르티솔 혈증
- 수면 부족
- 만성스트레스
- 불량한 식습관
- 운동 부족, 과다
- 경제적 압력
- 음주, 흡연

다음 체크리스트를 보고 부신피로 증상을 셀프체크 해보세요.

부신피로 증상 셀프 체크 리스트

- ☐ 하루 중 대부분 시간에 피곤하다.
- ☐ 성욕이 이전보다 현저하게 감소했다.
- ☐ 배고픔이 참기 힘들다.(저혈당 증상이 심해진다)
- ☐ 감기에 자주 걸리고 잘 낫지 않는다.
- ☐ 목주위에 임파선이 자주 붓는다.(염증)
- ☐ 저녁이 되면 발목이 붓거나 혀에 이빨 자국이 나있다.
- ☐ 일어나거나 누울 때 가벼운 두통이 있거나 어지럽다.
- ☐ 자고 일어나도 개운하지가 않다.
- ☐ 갑자기 앞이 캄캄해지거나 뿌옇게 보일 때가 있다.
- ☐ 심한 스트레스를 받고나면 큰 병이 나거나 드러눕는다.
- ☐ 근육에 힘이 없다.(갑자기 힘이 빠진다)
- ☐ 이유없는 알레르기 반응
- ☐ 최근 얼굴색이 변했다는 말을 듣는다.
- ☐ 정신 집중이 안 된다.
- ☐ 꼭 해야만 하는 일이 있는 경우에 짜증이 난다.
- ☐ 특별한 이유없이 속이 울렁거리거나 토할 것 같다.
- ☐ 이유없이 괜히 불안하다.
- ☐ 이유없는 두통이 있다.
- ☐ 추위와 더위에 민감하다.
- ☐ 혈압의 변화가 심하다.
- ☐ 지치고 세상일에 관심이 없어진다.
- ☐ 참을성이 없어지고 화를 많이 내게 된다.
- ☐ 이유없이 관절이 아프거나 심해진다.
- ☐ 상처가 잘 생기거나 잘 낫지 않는다.

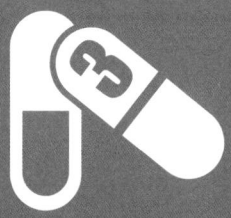

면역균형이 깨질 때
나타나는 질환

아토피

 스트레스가 면역세포에 이상을 준다고 했는데 이 때문에 아토피 등 각종 피부질환이 생기기도 합니다. 뿐만 아니라 건선, 손·발바닥의 수포성 습진, 가려움증, 원형탈모증, 만성 두드러기 등이 생길 수 있습니다. 아토피와 면역세포인 T세포와의 관련성은 수많은 논문으로 입증되었습니다.

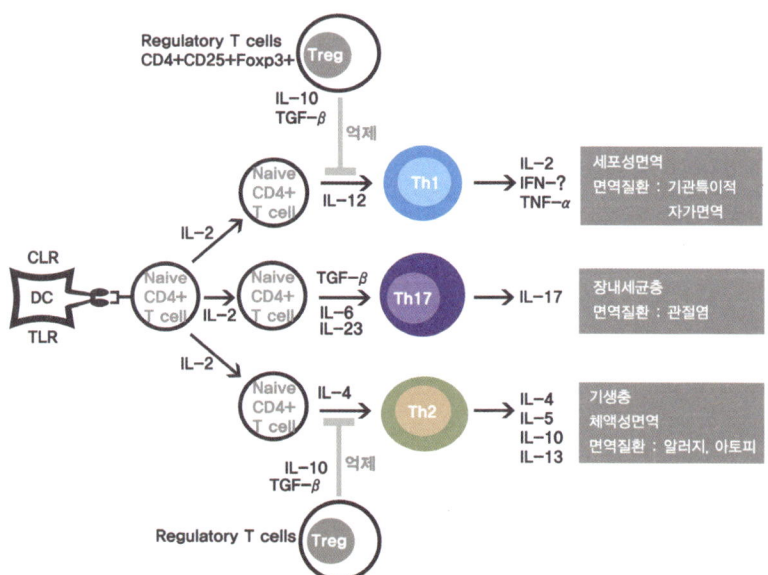

면역세포와 아토피는 Th2와 Th1의 균형상태 및 둘을 조절해주는 트레그 Treg(Regulatory T Cell)세포가 밀접하게 연관된 것으로 밝혀졌는데 이러한 면역세포들이 가장 많이 모여 있는 곳이자 인체 면역의 약 70%를 담당하는 곳이 소장입니다. 칼슘이 뼈에 좋다는 게 상식이 되어 버렸듯이 아토피에 유산균이 좋다는 것도 이제는 상식이 되었습니다. 바로 유익균들이 장을 건강하게 할 뿐 아니라 면역세포도 정상화하기 때문입니다. 만성피부질환이 있는 분들 프로바이오틱스가 기본입니다. 다만 균종에 따라 저런 면역조절 효과가 없을 수도 있으니 검증된 균을 섭취해야겠지요.

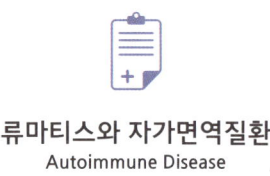

류마티스와 자가면역질환
Autoimmune Disease

류마티스하면 흔히 류마티스 관절염을 떠올리지만, 류마티스 관절염이란 수십 개가 넘는 류마티스 질환 중의 하나일 뿐입니다. 류마티스(Rheumatic Diseases)는 자가면역질환으로 우리 몸의 면역세포들이 우리 몸의 장기나 조직을 공격할 때 발생하는 질환을 통칭합니다. 면역세포가 인체조직을 외부물질로 오인하여 공격하는 것인데 관절을 공격하면 류마티스 관절염, 갑상선에 작용하면 하시모토병(만성갑상선염)이라 합니다.

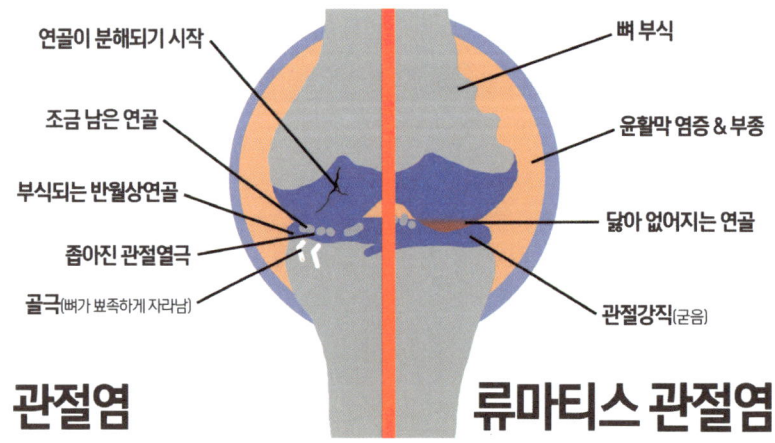

아래 그림처럼 면역세포가 우리 몸을 항원(적)으로 인식해 공격하는 질환이 자가면역질환입니다.

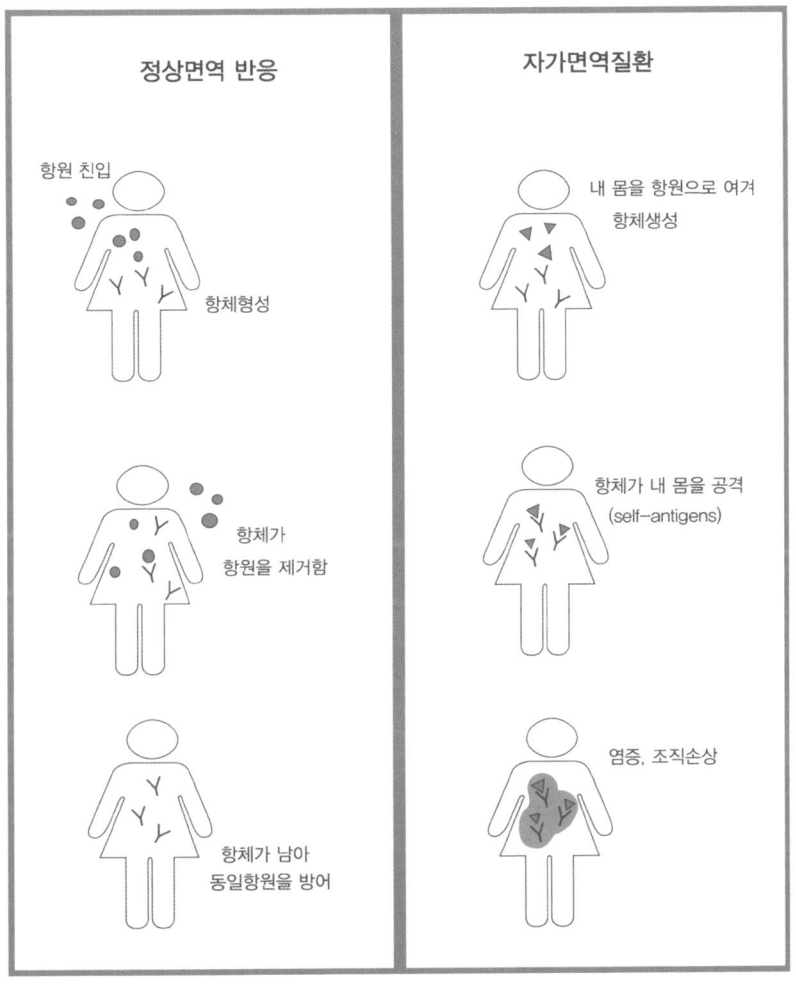

보통 자가면역질환 관련 이미지들을 살펴보면 대부분 여성의 몸을 모델로 하고 있는데요. 이는 여성이 남성보다 자가면역질환에 더 취약하기 때문입니다.

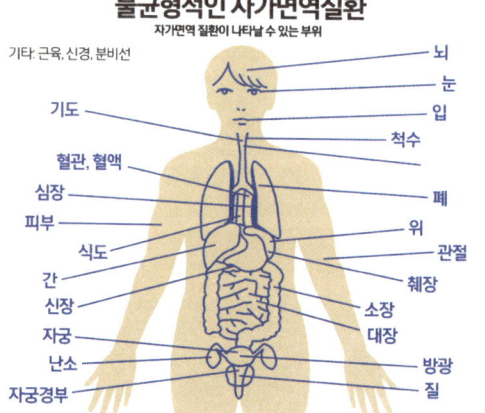

미국 자가면역질환협회(AARDA: American Autoimmune Related Diseases Association)의 자료를 보면 여성이 남성보다 자가면역질환에 더 많이 걸린 것을 확인할 수 있습니다. 왜 우리 면역세포가 우리 몸을 공격하는지에 대한 메카니즘이 완벽히 밝혀지지 않은 것처럼, 여성이 자가면역질환에 더 노출된 이유는 명확하지 않습니다만 현재는 유전적 요인과 환경적 요인(장누수 등), 성호르몬 차이가 복합적으로 작용한다고 보고 있습니다.

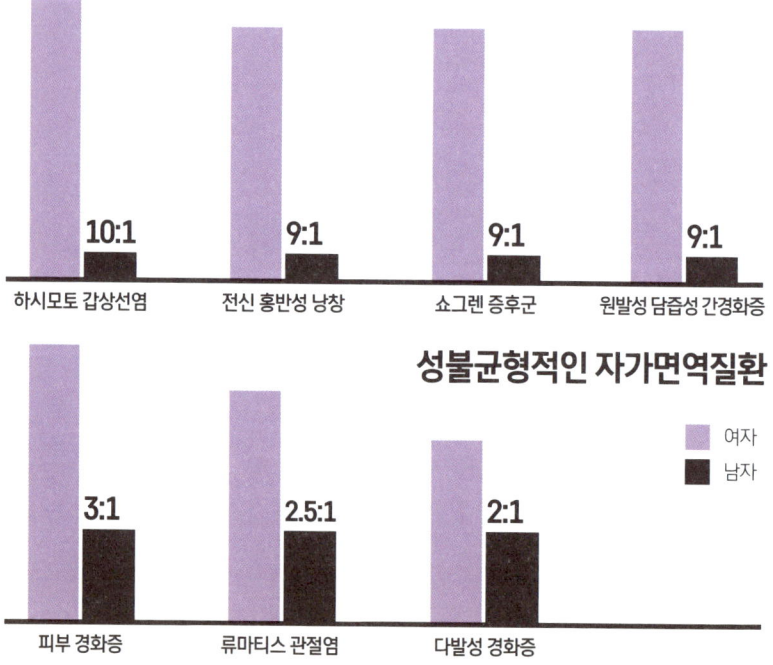

좌식생활에서 오는 만성질환

 만성통증은 자가면역질환이나 근막통증증후군 같은 내인적 원인으로 생길 수 있습니다. 하지만 현대인은 과도한 데스크 업무로 인한 운동부족에 의해 통증이 나타나기도 합니다. 외부적인 요인으로는 우선 코어근육 약화를 들 수 있습니다. 코어는 인체의 모든 힘과 운동능력이 발생하는 근육으로 인체 구조를 잡아주는 역할을 합니다.

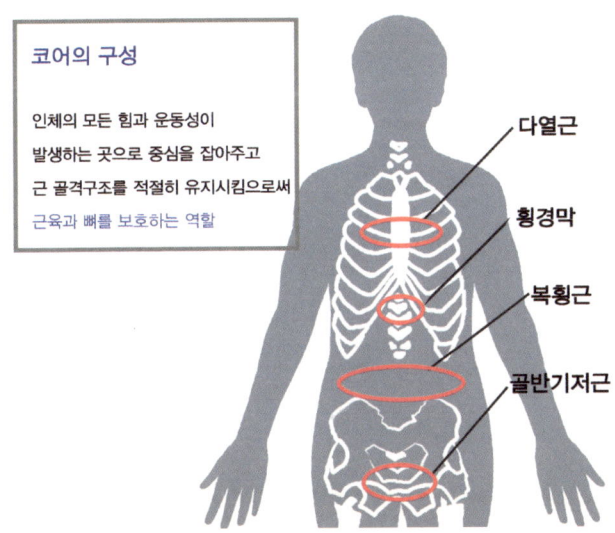

코어(Core)는 힘의 중심, 균형의 중심인 근육입니다. 이 부분의 근육 밸런스가 깨지거나 근육량이 부족하게 되면 각종 질환이 유발되는데요, 다시 말하면 이 부분만 강화해도 통증이 감소하고 질환이 저절로 치료되지요.

현대인의 생활습관을 보면 운동부족에 의한 근육약화도 문제지만, 자세 또한 이유 없는 만성통증을 일으키는 주원인입니다. '정형외과에서 아무리 진통제를 처방받아 먹어도 약 복용이 끝나면 또 아프다.', '근육량이 너무 적어서 헬스(피트니스)를 열심히 다녔는데 더 아프다.' 이런 분들은 자세 불량인 경우가 많습니다. 평소 생활습관(자세) 교정을 의식적으로 해야 하고, 신체균형(Body Balance)를 잡아주는 스트레칭을 해야 합니다.

자세 불량으로 생기는 문제 TOP 5

1. 내회전 발 (Over-Pronated Feet)

사진을 보시면 왼쪽에 비해 오른쪽 발이 돌아갔죠? Over-Pronated Feet은 다리에 하중이 실리는 일을 많이 하거나, 비만, 임신인 경우, 또는 힐이나 구두 등 높은 신발을 착용했을 때 생기는 경우가 많습니다. 발이 돌아가면 장딴지 근육(Calf muscle) 당김, 무릎 돌아감, 족저근막염유발, 중족골통증(Metatarsalgia, 발가락 쪽 통증) 등 많은 질환과 통증을 유발할 수 있습니다. 이때는 정형외과 치료를 최우선으로 하면서 맨발 걷기와 달리기 등의 보조 운동을 해주어야 합니다.

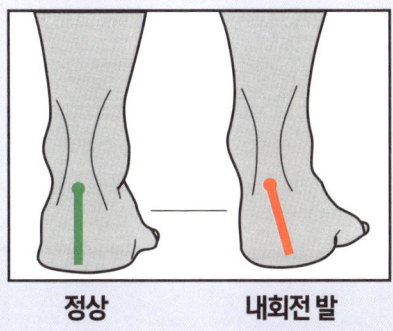

정상 내회전 발

2. 골반 전방 경사 (Foward Hip Tilt)

골반 전방 경사는 쉽게 말해 골반이 돌아간 상태를 말합니다. 현대인은 좌식생활을 많이 하고 운동량이 적기 때문에 엉덩이 굴곡근(Hip Flexors)이 경직되어 있습니다. 이 때문에 어깨와 등이 결리고 허벅지 뒤(햄스트링)가 당기는 등의 문제가 생기는데 진통제를 먹어도 그때뿐인 만성통증이 지속되는 경우가 많습니다. 이때 도움이 되는 운동이 바로 크레슨 런지(Crescent Lunge)인데요. 요가에서 많이 본 동작이죠?

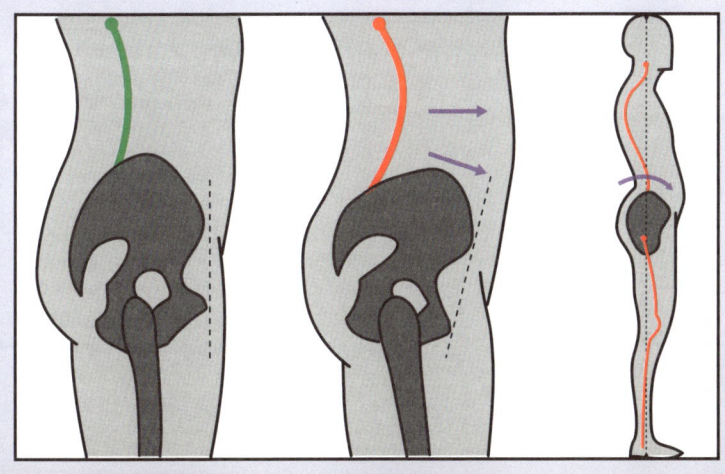

정상 골반 골반 전방 경사

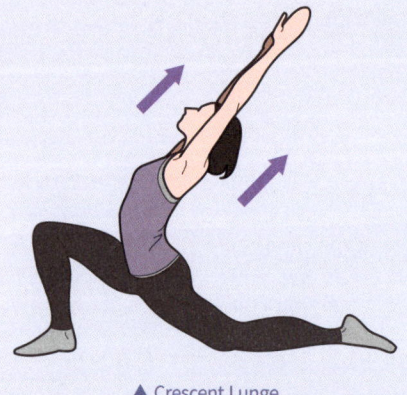

▲ Crescent Lunge

3. 척추후만증 (Hunchback)

척추후만증은 흔히들 곱추라고 부르는 증상입니다. 나쁜 자세로 앉아서 컴퓨터 모니터를 계속 쳐다보는 사람들에게 많이 발생합니다. 현대인의 질병이라고 할 수 있죠. 이를 예방하기 위해서는 스스로 바른 자세로 앉도록 의식하며 생활해야 합니다. 도움이 되는 운동은 Upper Back Foam Rolling이라는 동작입니다.

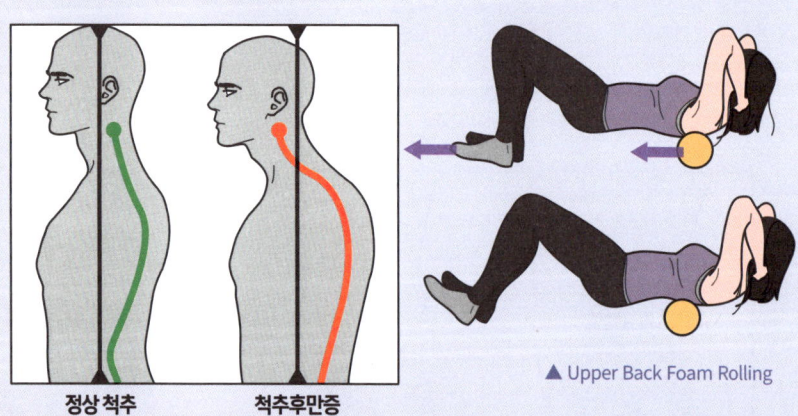

정상 척추   척추후만증   ▲ Upper Back Foam Rolling

4. 라운드 숄더 (Rounded Shoulders)

어깨가 돌아간 상태로 손에 연필을 쥐고 편안하게 힘을 빼보면 본인이 라운드 숄더인지 아닌지 확인이 가능합니다. 가슴 근육이 긴장되고 상대적으로 등상부 근육 약화가 일어나 생기는 것으로 척추후만증처럼 나쁜 자세로 컴퓨터를 많이 하는 현대인에게 주로 나타납니다. 척추후만증처럼 의식적으로 자세를 고치고 스트레칭을 자주 해야 합니다.

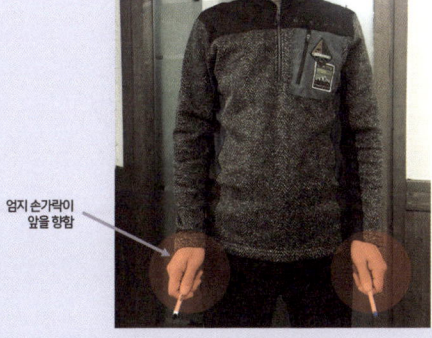
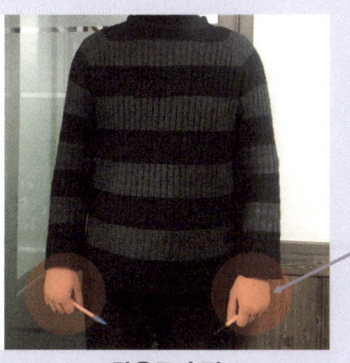

5. 거북목, 일자목 (Foward Head)

척추후만증, 라운드 숄더와 같은 원인입니다. 집중하다 보면 나도 모르게 자세가 나빠지므로 '의식적'으로 자세를 고치고 스트레칭을 해야 합니다.

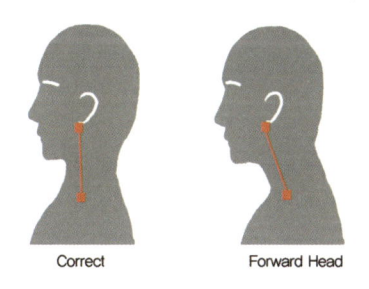

03

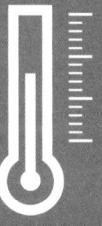

만성질환을 극복하는 방법

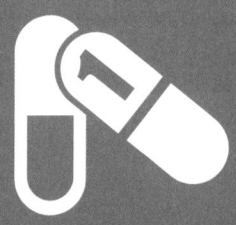

골고루 먹어라~
타박하던 어머니 말씀
그것이 정답

영양소 동화

| 아미노산 동화(Amino Acids Assimilation)

항상성을 이야기하면서나 비타민을 이야기하면서 항상 고른 영양을 섭취해야 한다고 말했습니다. '골고루 먹어야 잘 큰다.', '편식하지 않아야 잘 큰다.' 당연한 말인데, 왜 그런지 살펴보겠습니다. 사람이 합성할 수 없는 필수 아미노산만 보충이 되면 나머지 아미노산은 필요에 따라 몸에서 합성할 수 있습니다. 그래서 꼭 먹어야 하는 영양소는 앞에 '필수'라는 단어를 붙여 부릅니다. 아래 표를 보시면 다양한 기능을 하는 다양한 아미노산들을 볼 수 있습니다. 비타민이라는 글자도 눈에 띄는데요. 아미노산이 몸에서 생합성될 때나, 몸에서 쓰일 때 여러 가지 비타민과 미네랄이 필요하다는 내용입니다.

필수 아미노산 (Essential)	조건부 비필수 아미노산 (Conditionally Non-Essential)	바필수 아미노산 (Non-Essential)
히스티딘(Histidine)	아르지닌(Arginine)	알라닌(Alanine)
이소류신(Isoleucine)	아스파라긴(Asparagine)	아스파르트산염(Aspartate)
류신(Leucine)	글루타민(Glutamine)	시스테인(Cysteine)
메티오닌(Methionine)	글리신(Glycine)	글루타민산염(Glutamate)
페닐알라닌(Phenylalanine)	프롤린(Proline)	
트레오닌(Threonine)	세린(Serine)	
트립토판(Tryptophan)	티로신(Tyrosine)	
발린(Valine)		
라이신(Lysine)		

몇 가지만 더 살펴볼까요?

수면의 질과 생체리듬에 관여하는 멜라토닌, 행복함 등 감정을 컨트롤 하는

아미노산	동화에 필요한 영양소 / 체내 역할과 기능
알라닌	트립토판과 피리독신(비타민B6) 대사 비타민B5와 코엔자임A의 구성성분
아르기닌	t-4 세포생성에 도움, 콜라겐 형성에 관여
아스파라긴	간에서 아미노산이 다른 아미노산으로 생합성(전환)되는데 필요
아스파라긴산	아스파라긴산, 아르기닌, 라이신, 메치오닌, 트레오닌, 이소로이신, 다양한 뉴클레오타이드 생성에 도움
카르니틴	생합성에 충분한 양의 철분, B1, B6, 라이신, 메치오닌이 필요 비타민A, C의 항산화작용을 증가시킴
시트룰린	오르니틴으로부터 생성. 암모니아 해독. L-알기닌 생성에 관여
시스테인	비타민B6, B12, 엽산, 셀레늄, 비타민E 필요. 타우린 생성, 코엔자임A, 헤파린, 비오틴, 리포산, 글루타치온 대사에 관여 메치오닌으로부터 생성
시스틴	비타민B6 이용에 관여. 폐 글루타치온 레벨 증가
GABA	글루탐산으로부터 생성. 나이아신, 이노시톨과 함께 스트레스에 도움
글루탐산	칼륨의 BBB통과를 도움. 글루타민 또는 GABA로 전환됨
글루타민	암모니아(질소) 제거(해독)에 필요. 뇌에서 글루탐산으로 전환
글루타치온	시스테인, 글루탐산, 글리신으로부터 생성
글리신	칼슘 흡수에 도움. 글루타치온 생성에 필요
히스티딘	히스타민으로 전환에 비타민B3, B6 필요. 메치오닌이 히스티딘 레벨을 낮출 수 있음.

호모시스테인	빠른 호모시스테인 분해에 비타민B6, B12 필요
이소로이신	정상적 기능에 발린, 로이신 필요
로이신	과도한 로이신은 저혈당증상을 마스킹하고 펠라그라병을 유발 이소로이신과 균형을 유지해야 함
라이신	칼슘 흡수와 체내 질소 균형에 관여
메치오닌	시스테인, 타우린 생성을 도움. 히스타민 레벨을 낮춤
오르니틴	아르기닌으로부터 생성. 시트룰린, 프롤린, 글루탐산의 전구체, 성장호르몬 분비에 관여
페닐알라닌	타이로신으로 전환되어 도파민, 노르에피네프린 생성. 뇌에 직접적 영향
프롤린	비타민C와 함께 결합조직에 관여. 콜라겐 생성, 연골 회복
세린	비타민B3, B6, 엽산이 충분할 때 글리신으로부터 생성
타우린	Na, K, Ca, Mg 이용에 관여. 아연과 B6가 충분할 때 시스테인으로부터 생성
트레오닌	글리신의 전구체. 비타민C, 메치오닌과 함께 간기능을 도움
트립토판	비타민B3생성에 필요. 충분한 비타민 B6, C, 엽산, 아연, 마그네슘이 있을 때 세로토닌 생성
타이로신	갑상선 호르몬에 관여. 노르에피네프린, 에피네프린, 도파민의 전구체, 이용에 탄수화물, 엽산, 구리, 비타민B6 필요
발린	체내 질소 균형에 관여. 로이신, 이소로이신과 균형을 이루어야 함

세로토닌. 둘 다 매체에서 흔하게 접하는 일종의 호르몬(생리활성아민유도체)으로 인간다운 삶을 위해 꼭 필요한 물질입니다. 멜라토닌, 세로토닌 둘 다 아미노산인 트립토판으로부터 생합성 됩니다. 그래서 원료물질은 트립토판을

열심히 먹으면 된다고 보통 생각을 하게 되죠. 하지만! 트립토판만 열심히 보충한다고 세로토닌, 멜라토닌이 만들어지는 것이 아니고 엽산, 비타민B6, 아연 같은 조효소(Cofactor)가 있어야 합니다. 이렇듯 생물체에서 일어나는 모든 화학반응엔 효소와 이를 도와주는 조효소, 합성에 필요한 에너지(ATP)가 필요합니다. 아래 그림처럼 트립토판에는 메틸공여체로서의 엽산도 필요하고, 비타민B6, 아연도 필요합니다. 따라서 필요한 원료물질을 골고루 섭취해야 세로토닌이나 멜라토닌이 잘 생성되겠지요.

또 트립토판의 약 9%는 비타민B3 나이아신(Niacin)으로 합성됩니다. 나이아신은 식품에서 비타민 그 자체 또는 트립토판(60㎎의 트립토판은 나이아신 1

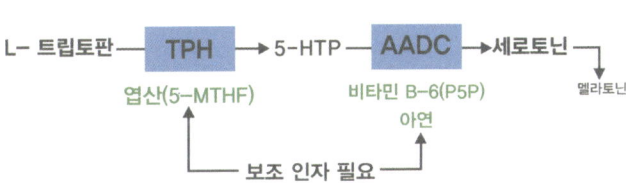

㎎으로 전환됨)으로 존재합니다. 즉, 단백질 섭취가 충분하다면 필요한 양 만큼 나이아신을 체내에서 합성할 수 있습니다.

이제 카르니틴(Carnitine)을 살펴볼까요? 지질대사에 관련된 아미노산이라고 흔히 알고 있는데 신경전달물질인 아세틸콜린(Acetylcholine)의 전구물질

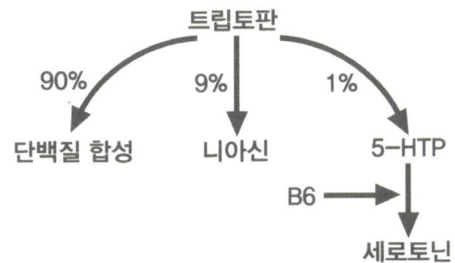

[1]이기도 합니다. 이 카르니틴이 합성되기 위해서는 라이신(Lysine)과 메티오닌(Methionine, SAM), 그리고 비타민B5, B6, C가 필요합니다.

일반적으로 알려진 지질대사에 쓰이는 카르니틴은 지방산을 미토콘드리아로 운반하는 역할을 해서 지방산 대사(β oxidation)를 촉진합니다. 다이어트

---

1. **전구물질(Precursor)**   어떠한 화합물을 합성하는데 재료가 되는 물질

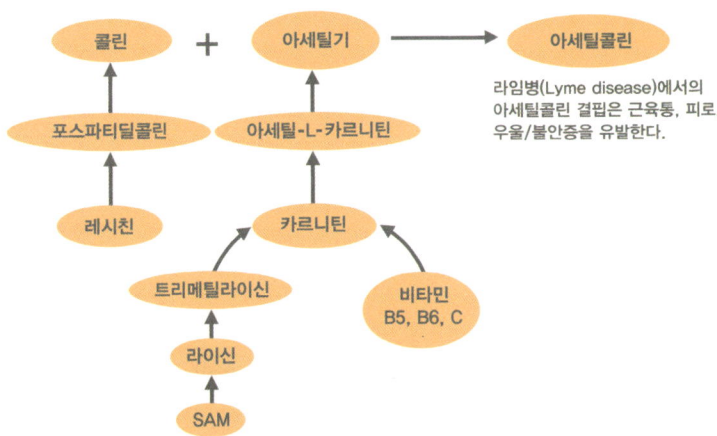

보충제, 헬스 보충제로 쓰이는 이유가 이 때문입니다. 지방 태우는 것을 돕는 카르니틴!

이렇게 아미노산이 쓰이고 합성되기 위해서는 다양한 비타민, 미네랄이 조효소로 필요합니다. 배추랑 무만 있다고 김치가 만들어지는 게 아니듯 고기

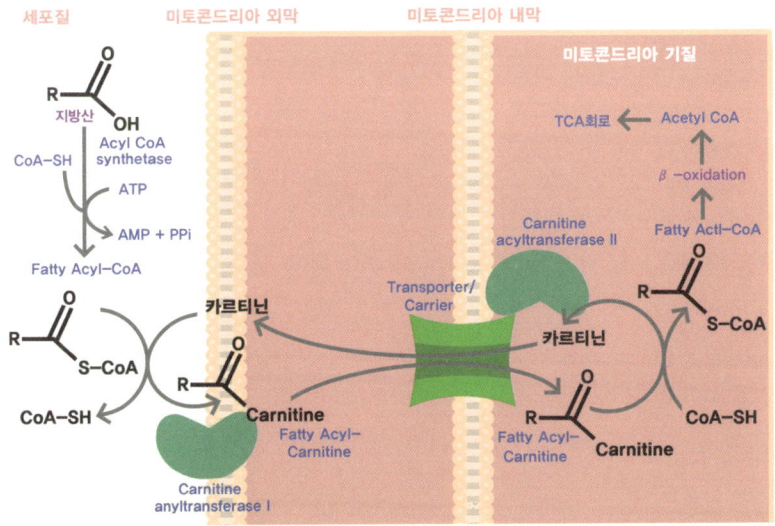

만 먹을 게 아니라 채소도 먹고 밥도 먹고 해야 합니다.

| 비타민, 미네랄 동화(Vitamins&Minerals Assimilation)

아미노산과 마찬가지로 각종 비타민, 미네랄이 쓰이기 위해서는 다른 비타민, 미네랄, 아미노산의 도움이 필요합니다.

지금껏 반복하며 말씀드린 내용이니 가볍게 표를 읽어보시면 됩니다. 물론 외울 필요 없습니다.

비타민	동화에 필요한 영양소 / 체내 역할과 기능
비타민 A	(동화에)비타민 c, d, e, b 콜린 필수지방산, 칼슘, 인, 아연이 필요 갑상선 기능이 저하되면 전구체인 베타카로틴으로부터 전환이 힘듦
비타민 B Complex	대개 팀으로 작용. (동시에 여러 비타민B가 작용)
비타민 B1	비타민B군, 망간, 탄수화물 대사에 관여
비타민 B2	소화기 점막 유지·비타민B군, 비타민 C, A 트립토판 → 나이아신 전환을 도움. 철분, 비타민 B6 흡수를 도움
비타민 B3	비타민 B군, 비타민 C, 세린, 트립토판, 위산, 담즙산, 위액 생성을 도움
비타민 B5	비타민 B군, 비타민 C, A, E, 코엔자임 A 구성성분. 부신기능에 관여
비타민 B6	비타민 B군, 비타민 C 마그네슘 나트륨 칼륨 아연 지방산, 각종 효소 활성에 관여, B12흡수를 도움. 호모시스테인 억제
비타민 B12	철분, 칼슘, 나트륨, 칼륨, 비타민C, 내재성인자(Intrinsic factor), 아세틸콜린 생성, 철분 이용에 관여. 부족하면 호모시스테인 상승
비타민 H	비타민 B군 C, B5, B12, 황
엽산 B9	비타민 B12, C와 비타민 B6, B12와 호모시스테인 해독에 관여
이노시톨	비타민 B군, E, C, 엽산 리놀레산, 콜린과 함께 레시틴 생성에 도움
PABA	비타민 B군, C, 엽산, 판토텐산 동화에 관여
비타민 C	바이오플라보노이드, 칼슘, 마그네슘, 엽산 타이로신 페닐알라닌 대사를 도움. 철분 칼슘 흡수를 도움, 비타민 E, A 상승효과
비타민 D	칼슘 인 비타민 A 흡수에 도움. 면역기능에 관여
비타민 E	아연, 비타민 C, 베타카로틴, 셀레늄, 비타민B군, 이노시톨, 망간
비타민 P	칼슘, 비타민 C, 비타민 C 흡수에 필수적임
CoQ10	비타민 E, 에너지대사에 관여
콜린	시스테인, 타우린 생성을 도움. 히스타민 레벨을 낮춤

미네랄	동화에 필요한 영양소 / 체내 역할과 기능
붕소	(동화에) 망간 칼슘 비타민B2 이 필요 칼슘 인 마그네슘 비타민D 이용에 관여
칼슘	비타민D A 인 마그네슘 필수지방산 아미노산 각종 효소 활성화, 납중독 예방, 흡수에 라이신 필요 과량의 인, 마그네슘 옥살산, 식이섬유가 흡수방해
크롬	비타민B3 글리신 시스테인 글루탐산 고탄수화물 식이가 크롬 결핍을 유발
구리	코발트 철분 아연 엽산 과량의 아연 비타민C에 의해 혈중농도 감소
게르마늄	세포 산소화에 관여
요오드	갑상선 호르몬 생성에 이용
철분	비타민C A B군 망간 구리 몰리브덴 카탈라아제를 비롯한 각종 효소에 필수적. B6, B12 부족시 빈혈. 산화방지를 위해 비타민E 필요. 칼슘 아연이 흡수 저해
마그네슘	칼슘 철 비타민B군 E 칼슘 칼륨 흡수에 관여. B6와 신장결석 방지
망간	B1 E 칼슘 인 B1 E 이용에 필요. 철결핍성 빈혈 환자의 혈중농도 상승
몰리브덴	질소 대사에 필요. 고용량 시 통풍 유발
인	비타민 D A 철 망간 칼슘과 균형을 이루어야 함
칼륨	비타민B6 나트륨 스트레스 시 체내 요구량 증가
셀레늄	항산화 미네랄. 당뇨 환자 혈중농도 저하
실리카	붕소 칼슘 마그네슘 망간 칼륨 뼈 형성에 관여
유황	비타민B군 황함유 아미노산의 원료 : 메치오닌 시스테인 타우린 글루타치온
바나듐	크롬에 의해 흡수 저해
아연	구리 칼슘 인 셀레늄 비타민A B6 E 각종 효소에 관여

결론

이렇게 많이 먹어요? 한 알로 다 되는 종합영양제 찾고 있는데……. 과학이 아무리 발달해도 질량보존의 법칙까지 무시할 순 없습니다. 한 알에 다 되는 영양제가 나오는 날에는 식사도 알약 하나로 되는 세상일 것입니다. 골고루 드세요 골고루!

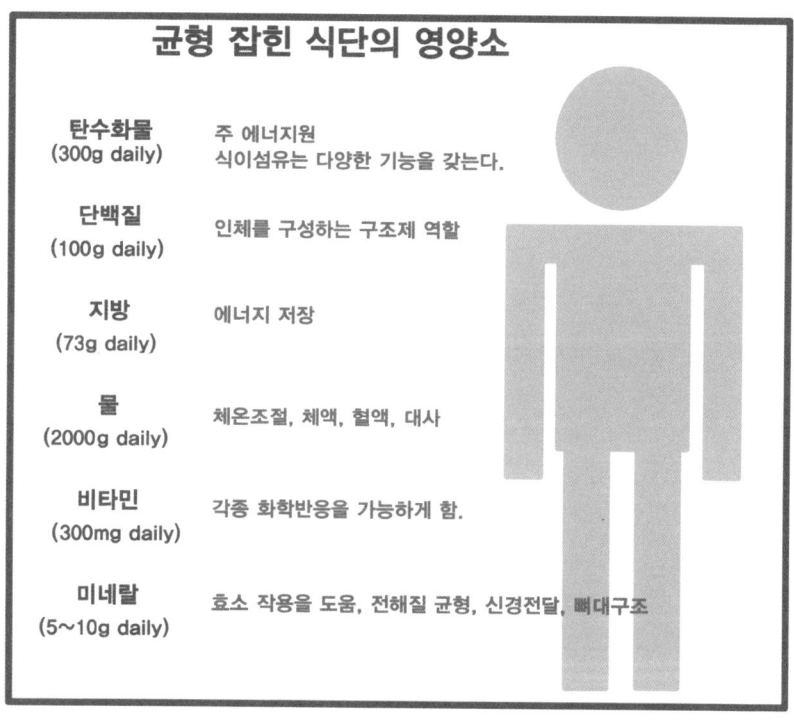

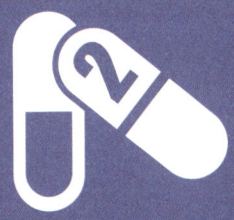

장은 외부와
직접 접촉하는 장기

건강의 시작은 장부터

외부와 직접 접촉하는 기관 또는 장기가 무엇일까요?라는 질문을 하면 가장 먼저 나오는 대답이 피부입니다. 그럼 위와 소장, 대장은 내부 장기일까요? 외부와 직접 접촉하는 장기일까요? 위장관은 음식물이 지나가는 통로인데 음식물이 지나는 곳은 내부인가요? 외부인가요? 뜻밖에도 음식물은 외부 물질입니다. 따라서 외부물질이 직접 접촉하는 장기이므로 위장관은 전부 외

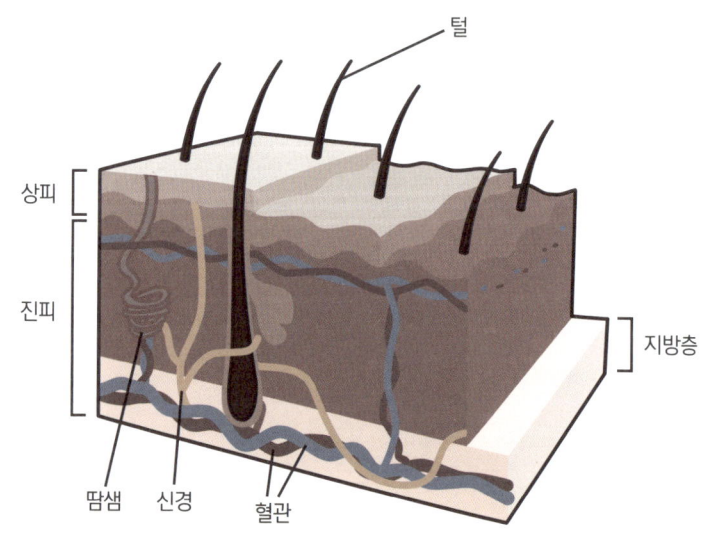

부와 접촉하는 장기입니다. 폐 또한 공기가 직접 들락날락하므로 피부처럼 외부장기라고 할 수 있습니다.

피부는 강합니다. 탄탄한 조직으로 이루어져 있으므로 이물질이 쉽게 뚫고 들어가지 못합니다. 따라서 아무리 비싼 화장품을 덕지덕지 발라도 피부 속으로 들어가지 못합니다. 그러나 폐는 약합니다. 공기 속의 미세분진이나 나쁜 오염물질에 쉽게 영향을 받습니다. 공기가 조금만 나빠져도 인체는 방어기전으로 외부물질을 배출하기 위해 기침을 합니다.

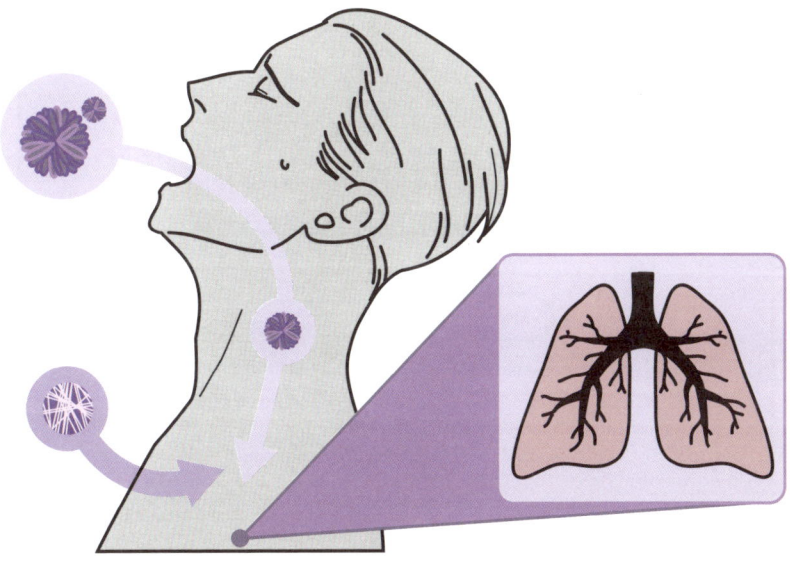

위와 장도 외부와 접촉하는 장기입니다. 피부, 폐와는 다르게 장은 생명활동에 필요한 영양소를 흡수하는 기능과 외부물질을 거르는 방어기능도 합니다. 한꺼번에 두 가지 일을 하는 장기입니다.

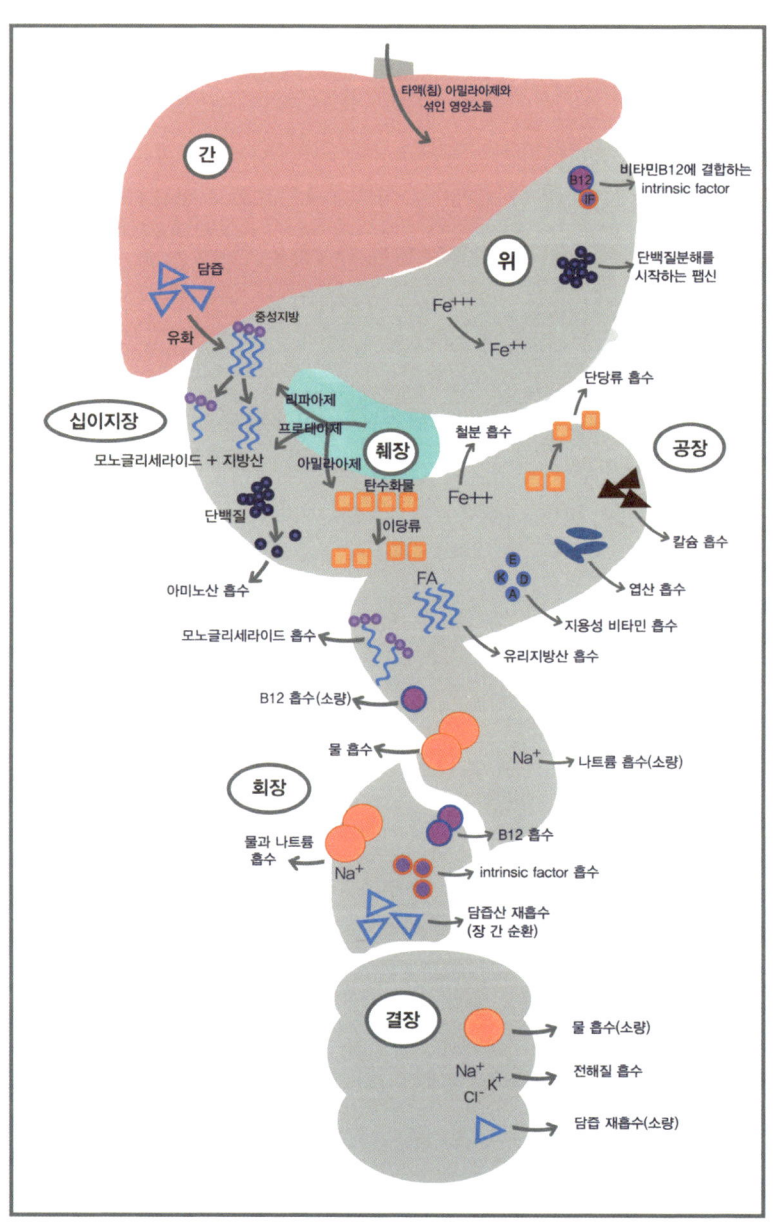

흡수와 동시에 방어역할을 하려면 똑똑해야 하겠지요. 소장세포에는 적과

아군을 구분하는 시스템이 있습니다. 외부물질이 소장에 접촉하면 이 시스템이 발동해 체내로 들어와도 되는지 들어오면 안 되는지를 구분하여 선별적으로 받아들입니다. 인체 장기 가운데 소화 기관만큼 각종 유해물질의 공격을 받는 기관이 없습니다. 장이 인체 면역의 70% 정도를 차지한다고 하는데, 이처럼 많은 공격에서 버티기 위해 면역세포가 많이 모이게 진화된 건 아닐까 합니다. 소장 세포 밑에는 면역세포가 모여 있어 장을 감시하는 기능을 하는 페이에르판(Peyer's Patch)이라는 부분이 있고 직접 면역반응을 일으키기도 합니다.

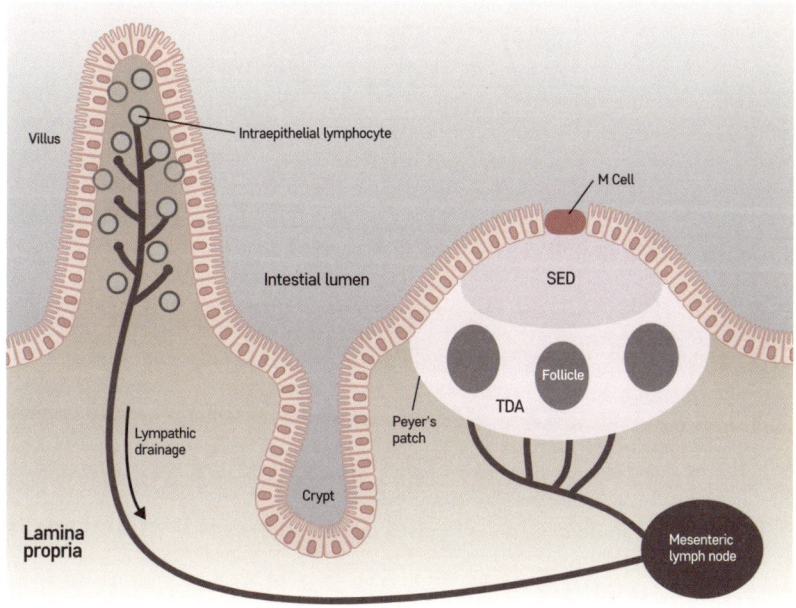

장은 군대와 같습니다. 아군을 지키는 요새인 소장 세포의 밀착연접(Tight Junction)때문에 장세포는 장세포들끼리 단단히 붙어 있어 외부물질이 맘대로 드나들 수 없습니다. 정찰병역을 하는 MHC class II, T 림프구는 외부물질이 접촉하면 피아식별을 합니다. 아군이면 들여보내 주고 적군이면 공격 신호를 보냅니다. 그리고 정찰병이 신호를 보내면 무기인 대식구(Macrophage 와) 단핵구가 활성화되어 적을 공격합니다.

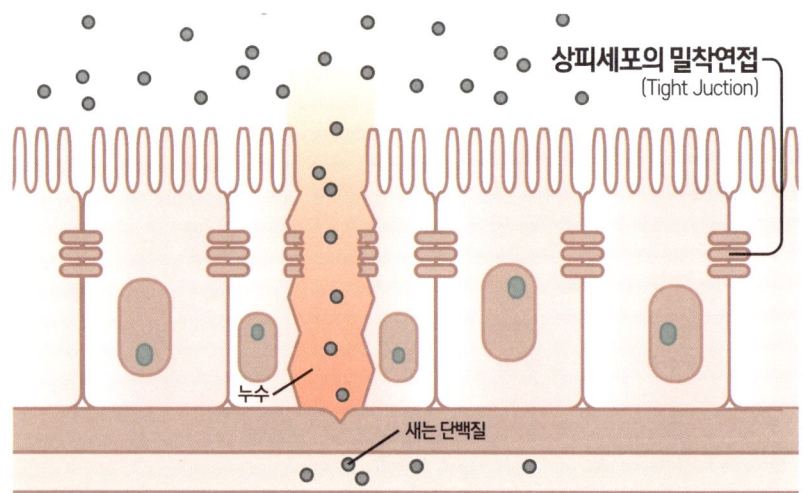

그런데 이렇게 철통방어를 구축하고 있는 장이 피부만큼은 강하지가 않습니다. 코점막이나 입안처럼 점막으로 이루어져 있어 아주 부드럽기 때문입니다. 현대에 와서 각종 화학조미료나 자극적인 음식, 약물들을 과다하게 복용하게 되면서부터 장질환이 급증하기 시작했습니다. 약한 장조직은 공격받기 쉽기 때문입니다. 지금도 원주민들이 사는 지역들, 예를 들어 아프리카의 작은 나라 버키나 파소(Burkina Faso)의 사람들은 장이 매우 건강합니다. 가공되지 않은, 농경시대의 식단을 주식으로 하고 있습니다. 위생관념이 약함에도 유익균의 먹이가 되는 식이섬유 섭취량이 많고 유해물질(정제식품, 독소)섭취가 적기 때문에 이들은 위장관 질환이 거의 없습니다. 장의 미생물총(Microbiota)를 봐도 현대인에 비해 유익균 비율이 매우 높음을 확인할 수 있습니다.

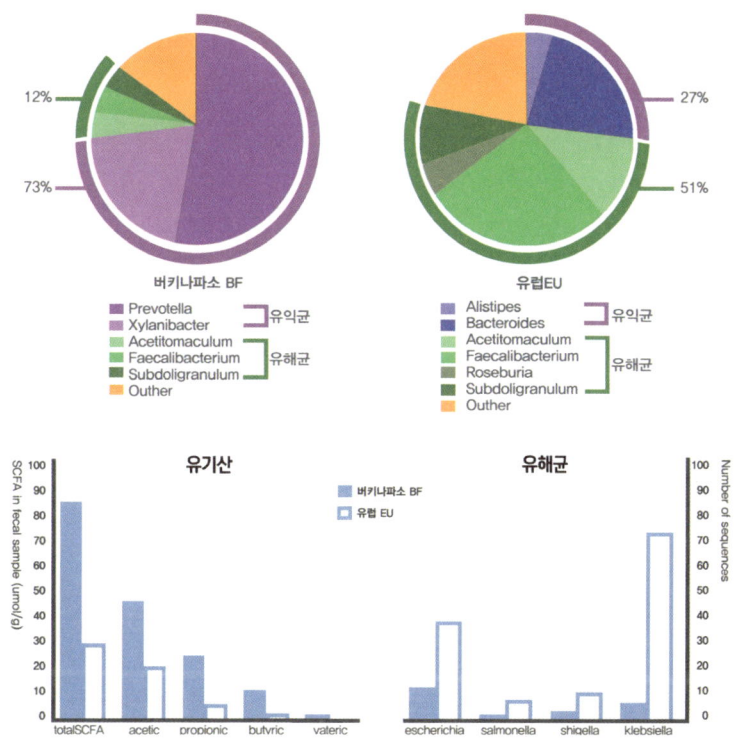

그래서 앞서 언급한 장누수(Leaky Gut) 증상이 근래에 들어 주목받는 것입니다. 몸에 좋은 걸 먹는 것도 중요하지만, 몸에 나쁜 것을 안 먹는 것만으로도 장은 원래의 방어체계를 구축하여 방어기능을 잘 수행할 것입니다.

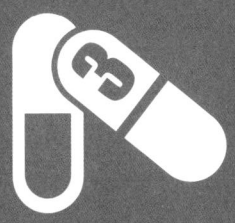

노예처럼 일하는
간을 쉬게 하자

간의 기능

간은 정말 여러 가지 기능을 하는 장기입니다. 뇌, 심장만큼 중요한 장기가 바로 간인데 어떤 역할을 하는지, 건강관리에 있어 왜 중요한지 살펴보도록 하겠습니다.

| 영양소 합성과 저장

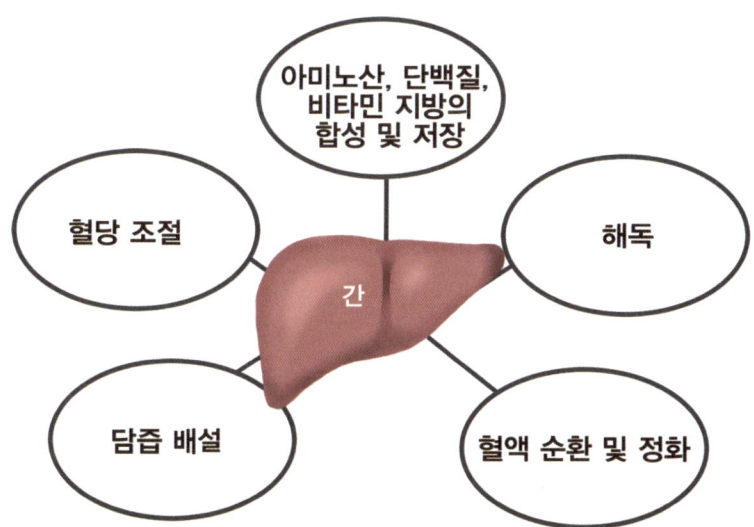

간은 몸에서 필요로 하는 주요 단백질, 콜레스테롤, 호르몬 등을 합성합니다. 혈청단백의 90% 정도가 간에서 만들어진 것으로 간 기능 이상 시 잇몸출혈이 일어나거나 코피가 날 수 있습니다. 이는 혈액응고에 필요한 단백질 합성이 줄어서 나타나는 현상입니다. 만성피로 파트에서 말씀드린 부신피질호르몬이나 성호르몬 모두 콜레스테롤로부터 합성됩니다. 이 콜레스테롤을 합성하는 곳이 또 간입니다. 각종 호르몬이 간에서 변환되거나 대사를 받아 배출되므로 간에 이상이 생기면 호르몬 균형이 깨지게 됩니다. 뿐만 아니라 간은 영양소 저장창고 역할도 합니다. 각종 비타민(비타민 A, D, B12 등) 철분, 혈액을 저장하기에 며칠 굶어도 비타민 부족 증상 없이 버틸 수가 있습니다.

| 탄수화물(당糖) 대사 조절기능

에너지 생산에 쓰이고 남은 당은 글리코겐(Glycogen) 형태로 간에 저장됩니다. 이렇게 저장된 당분은 운동을 하거나 머리(뇌)를 많이 쓰는 등 에너지 이용이 증가할 때, 많은 에너지를 쓰지는 않지만 음식물(영양소) 섭취가 없는 수면기간에 포도당신생합성과정을 통해 혈액으로 공급됩니다. 탄수화물 대사 편에서 나온 내용이니 다음으로 넘어가겠습니다.

| 해독기능

가장 잘 알려진 간의 기능입니다. 몸에 들어온 각종 물질을 체외로 배출하기 위한 작업이 간에서 이루어집니다. 흔히 약을 생각하지만, 약뿐만 아니라 체내에서 쓰이고 남은 단백질도 간에서 대사시켜 내보냅니다. 단백질 대사과정에서 암모니아가 생기기 때문에 간에 문제가 생기면(간경변 등) 암모니아 배출이 이루어지지 않아 간성혼수에 빠지기도 합니다.(단백질 대사 파트 참조)

해독을 위한 간대사는 크게 1단계(Phase I)와 2단계(Phase II)로 나눌 수 있는데 아래 그림에서처럼 단계마다 각종 비타민, 미네랄, 아미노산 등이 필요합니다.

따라서 영양섭취가 불량하면 에너지 생성이 안 될 뿐 아라 간대사 기능도 떨어져 노폐물 배출이 원활히 이루어지지 않습니다.

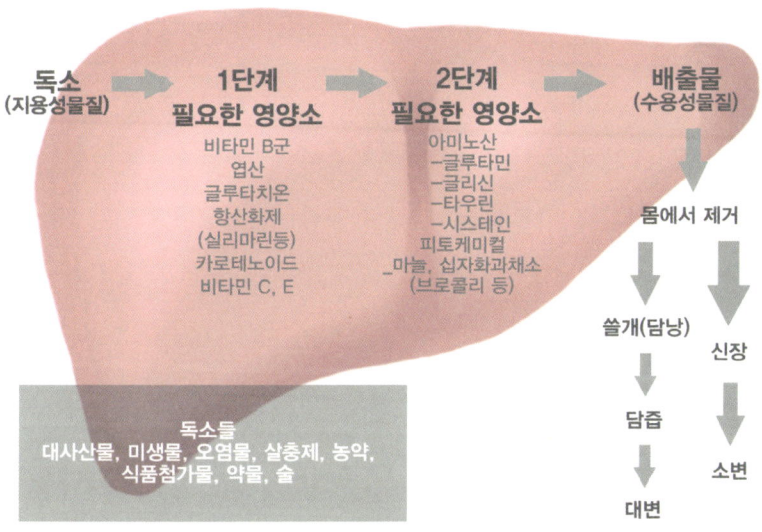

| 인체의 2차 방어선

장누수 편에서 소장이 인체의 1차 방어선 역할을 한다고 했습니다. 그럼 1차 방어선을 뚫고 들어온 세균이나 독소들은 어디서 막아줄까요? 바로 간입니다. 소장을 통해 들어온 영양소, 약물 등은 간문맥(혈관)을 통해 간을 거치게 되어 있습니다. 간에도 쿠퍼셀(Kupffer Cell)이라는 일종의 면역세포가 있습니다. 대식세포(Macrophage)와 비슷하게 식균(食菌)작용을 하는 세포로 간으로 들어온 이물질을 제거합니다. 쿠퍼셀이 세균 등 이물질을 잡아먹기 때문에 혈액까지 균들이 침입할 수 없게 됩니다.

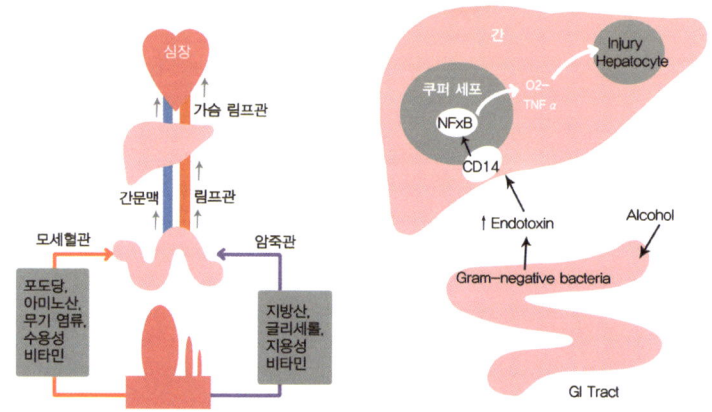

큰 부상이나 간기능 이상으로 혈액까지 균이 침입하는 경우를 패혈증(敗血症, Sepsis)이라고 합니다. 뉴스에서 종종 들리는 단어인데 전신을 순환하는 혈액에 세균이 감염되었으니 전신에 염증반응이 나타나고 쇼크가 와서 급사할 수 있는 무서운 증상입니다.

이처럼 많은 기능을 하는 간이기에 간세포 수가 무려 약 2,500억 개에 달하고 간단히 설명했지만 밝혀진 기능이 500종류에 달합니다.

간의 기능?

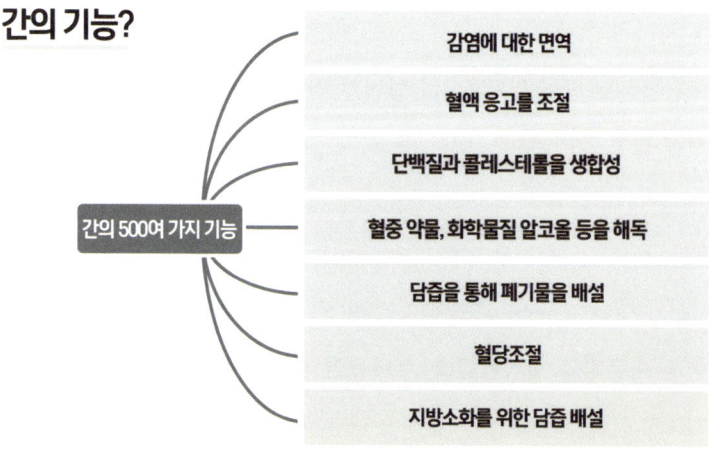

장누수가 지속되면 들어오지 말아야 할 이물질이 간으로 유입됩니다. 안 그래도 할 일이 많은 간이 늘어난 이물을 처리하는 데 힘을 쏟다 보면 지치게 되고, 간세포도 파괴되고, 심하면 간경변(간경화, Cirrhosis)까지 진행될 수 있습니다. 침묵의 장기라고 많이 들어보셨을 정도로 간은 아주 많이 손상되어야만 증상이 나타납니다. 그래서 미리미리 관리해야 함은 두말할 필요가 없습니다.

노예처럼 일하는 간을 쉬게 해주세요. 1차 방어선인 장만 튼튼히 해서 넘쳐오는 이물질(세균, 독소 등)만 줄여도 간은 스스로 회복할 수 있습니다.

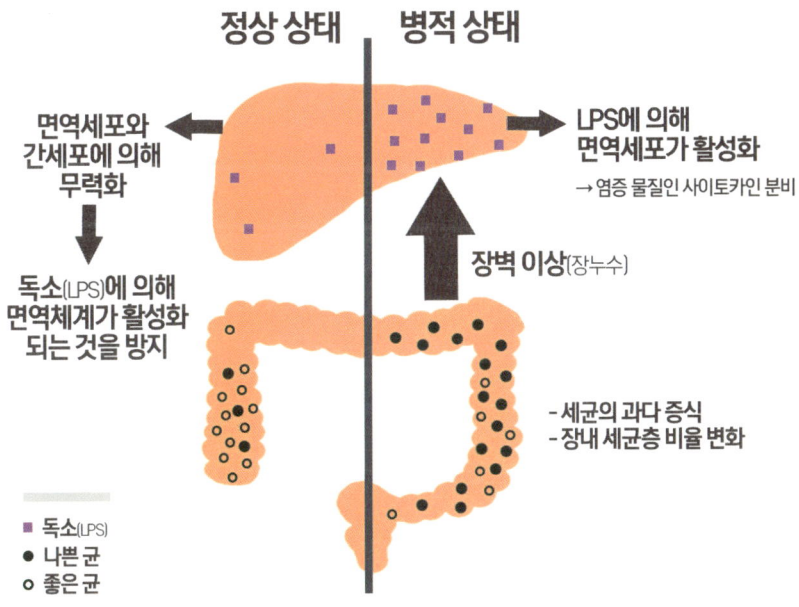

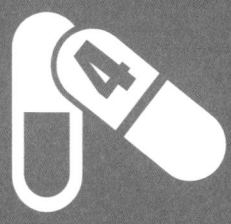

깨진 항상성을 복구하는 방법
항상성 테라피

우리 몸의 톱니바퀴

우리 몸의 항상성(Homeostasis)은 무엇인가가 지나칠 때 무너집니다. 없어야 할 것이 지나치게 많아도 문제가 생기고, 있어야 할 것이 지나치게 없어도 문제가 생깁니다. 만약 하루에 100이 만들어지고 90이 배출되어 항상 10이 유지되는 체내 물질이 100보다 더 만들어지거나 90보다 덜 배출되면 몸에 쌓이면서 균형을 무너뜨립니다. 수천 개의 톱니바퀴로 이루어진 시계에 이물질 하나가 끼면 전체가 멈추어 버립니다. 이물질이 없이 깨끗하더라도 톱니가 마모되면 그 톱니는 돌아가도 전체는 멈추어 버립니다.

우리 몸은 훨씬 더 복잡한 톱니바퀴로 구성되어 있고 일부가 고장 나면 스스로 고칠 수 있는 기능도 있습니다. 그러나 그 한계를 넘어서면 자가 치료가 안 되는, 달리 말해 항상성이 깨진 상태가 되는 것입니다.

□ **결핍된 영양소를 찾아라**

철분이 부족하다고 해서 철분만 보충하면 문제가 해결되지 않습니다. 철분을 이용해서 헤모글로빈을, 적혈구를 만들 영양소가 있는지, 철분의 흡수를 저해하는 물질을 같이 섭취하고 있지 않은지, 모두 확인해야 합니다. 모든 영양소는 여태껏 말씀드린 대로 단독으로 작용하지 않기 때문에 골고루 보충해 주어야 합니다.

□ **넘치는 영양소를 줄여라**

현대인의 넘치는 영양소 중 하나로 정제 탄수화물(백미, 밀가루, 빵)이 있습니다. 당분이 정상적으로 이용되는데 필요한 조효소(코펙터)들이 부족한 상태로 체내에서 과량의 포도당으로 전환되어 인슐린 분비가 요동치게 되고 몸이 한둘씩 망가지게 됩니다.

□ **독소의 유입을 막아라**

모든 영양소와 독소는 소화기관을 통해 체내로 유입됩니다. 그래서 음식물의 불완전소화는 독소를 발생시키게 되고 전신에 걸쳐 나쁜 영향을 줍니다. 사람의 영양소뿐만 아니라 장내정상세균총의 먹이인 식이섬유의 공급 또한 필요하며 이는 유해세균의 번식을 막아 유해물질의 생성을 억제하고 장점막을 튼튼하게 합니다.

□ **손상된 세포를 복구하라**

항상성(Homeostasis)을 유지하기 위해서는 뼈대(구조, Structure, 세포막 자체)가 튼튼해야 합니다. 세포레벨에서 가장 먼저 해야 할 것은 건강한 세포막 만들기입니다. 앞에서 말씀드린 대로 나쁜 세포막을 구성하는 콜레스테롤, 포화지방, 트랜스(Trans)지방들을 좋은 지방으로 바꿔야 합니다. 인슐린 등의 신호전달물질이 세포막에 붙어서 신호를 줘도 세포막이 녹슬어 있으면 작동이 느리거나 오작동을 하게 됩니다. 따라서 양질의 지방질을 보충해 영양물질이 세포 내외로 쉽게 이동하고 신호전달체계가 잘 작동하도록 건강한 세포막을 만들어야 합니다. 더불어 조직의 손상을 막기 위한 항산화제, 손상된 조직에 따른 염증반응을 억제하기 위한 효소 등이 필요합니다. 이것이 항상성 테라피(Homeostasis Therapy)의 기본 틀입니다.

우리가 할 일은 녹슨 때를 닦아내고 톱니바퀴가 원활히 도와주는 것입니다. 하나만 먹어서 다 치료되는 명약도 건강기능식품도 없습니다. 위의 4가지를 잘 실천하다 보면 우리 몸은 기능을 회복해 다시금 스스로를 돌보게 될 것입니다.

04

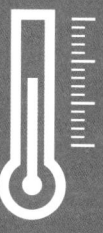

약과 건강기능식품 이야기

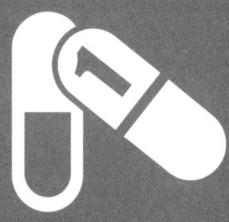

흔히 접하는
광고약의 진실

인사*, 이가*, 삐*, 아로**, 우루*, 활명*, 게보* 등등 오래전부터 친근한 이름의 약물들입니다. 왜 친근할까요? TV를 켜면, 혹은 신문만 펼쳐도 광고를 볼 수 있던 제품들이기 때문입니다. 자연스레 머릿속에 각인되었다고 할까요?

　저는 개인적으로 의약품 광고는 굉장히 조심스러워야 하고 차라리 광고를 안 하는 게 더 낫다는 생각을 하고 있습니다. 광고를 보고 있으면 그 약만 먹어도 모든 아픈 증상이 다 사라질 것 같다는 착각에 빠지게 되는데요. 연예인이 쓰는 화장품 내가 쓰면 연예인 피부 됩니까? 연예인이나 유명인이 쓰는 제품을 쓰면 자신이 연예인이 된 것 같습니까? 광고는 광고일 뿐입니다.

　약국에 있다 보면 광고를 보고 정말 많은 분들이 '◇◇◇가 광고하는 진통제 주세요, ○○○가 먹는 영양제 주세요.'라고 합니다. 누가 어느 목적으로 드시려는 거냐고 물어볼라치면 장사꾼 바라보는 눈빛으로 쳐다보며 달라거나 어서 내놓으라고 합니다. 병원 가서도 의사한테 이 약이나 어서 처방하라고 하시나요? (실제로 있긴 합니다.)

    공산품의 경우 광고제품이 가장 좋을 수 있습니다. 하지만 의약품은 인체에 작용하는 제품이기 때문에 복잡한 개인의 증상에 따라 약물 선택이 무척 많이 달라집니다. 광고는 제품을 판매하는 것이 목적이기 때문에 무조건 좋다고만 합니다. 인** 광고를 보면 치주질환에 최고인 것처럼, 이** 광고를 봐도 역시 최고인 것처럼 광고합니다. 두 약은 기전이나 복용 목적이 상당히 다른데도 불구하고 말입니다.

    광고 문구 중에 '한국인의 **약'이라는 카피가 있습니다. 개인적으로 선호하지 않는 성분으로 카페인과 피린계 약물을 함유하는 진통제입니다. 두통에만 수십 가지의 원인이, 생리통도 수십 가지의 원인이 있습니다. 그런데도 천편일률적으로 모든 두통에 생리통에 이 약만 먹으면 된다는 생각이 사람들의 머릿속에 들어있습니다. 광고의 무서운 점이지요.

    소방관이 나와서 불을 끄는 약 광고도 있죠? 그 광고가 나간 뒤로 사람들은 속이 쓰릴 때 겔**를 찾지 않고 개비**을 찾습니다. 개비** 더블**은 탄산칼슘 3.25g/100mL, 탄산수소나트륨 2.13g/100mL, 알긴산나트륨 5g/100mL이 들어있는 약입니다.

- 탄산수소칼륨, 탄산칼슘, 탄산수소나트륨은 널리 쓰이는 제산제로 일시적으로 위산을 중화시켜 속쓰림을 없앱니다.
- 알긴산나트륨은 pH-sensitive polymer 고분자로 위산과 접촉했을 때 위 내용물 위에 물리적 방어층을 형성합니다.

이 제품에서의 제산제는 실제로 위산을 중화하는 역할보다는 알긴산나트륨과 함께 물리적 방어층을 형성하여 위산(Acid Pocket)을 중화하는 목적으로 사용됩니다. 즉, 속이 쓰리다고 표현하는 위염보다는 위식도 역류질환(GERD, Gastroesophageal Reflux Disease)에 더 적합한 약물입니다. 위산(Acid Pocket)은 식후에 pH가 1.7정도로 높은 산성을 나타내는 구역으로 위 내용물 위에 형성됩니다. 식도괄약근이 약해져 이 위산(Acid Pocket)이 역류하게 되면 가슴이 타는 듯한 증상, 속이 쓰리고 아픈 증상이 나타나게 되는 것입니다.

그래서 개비**을 찾으면 증상이 어떤데 드시려 하냐고 물어봅니다. 돌아오는 대부분의 대답은 '됐고(닥치고) 개비** 내놔. 티비 보니까 이거 먹으면 될 것 같아.'

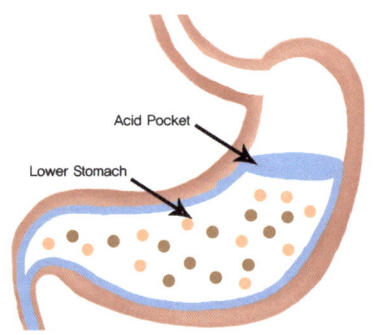
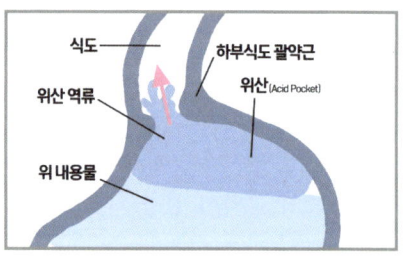

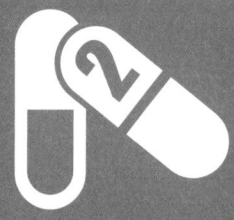

진통제는
빼고 주세요

많은 사람들이 약국에서 처방전을 내려놓으면 한마디 합니다.

'진통제는 빼고 주세요'

그럴 경우에는

- 처방을 수정해 오셔야 합니다.
- 약을 알려드릴 테니 빼고 드세요.
- 필요한 약이니 드셔야 합니다.

정도로 보통 답변이 나뉘는데요. 왜 한국인은 진통제(Pain Killer)를 싫어할까 하는 고민을 해보게 됩니다. 다년간의 경험과 간접경험을 통해 알게 된 가장 큰 이유는 '진통제는 치료제가 아니다'라는 건데요. 진통제의 효과는 먹을 때뿐이고 안 먹으면 또 아프니 치료제가 아니라는 논리입니다. 일리는 있는 말입니다. 다만 이렇게 개념을 확장하다보면 치료제인 약이 하나도 존재하지 않게 돼버립니다. '혈압약을 안 먹으면 혈압이 오르니 혈압약도 약이 아니므로 안 먹겠다.'는 말은 '밥을 먹어도 몇 시간이 지나면 또 배가 고프니 밥을 안 먹겠다.'는 말과 다를 바 없지요?

저 역시 만성통증에 지속적인 진통제 복용은 추천하지 않습니다. 만성통증에는 분명 이유가 있는데 원인제거는 하지 않고 진통제만 복용하는 것은 병을 키우는 것이라고 봅니다. 다만 감기몸살로, 골절로, 타박상으로 등등 급성통증이 생겼는데도 진통제 복용을 피하는 것은 현명한 선택이 아닙니다. 아플 때는 진통제를 드세요. 우리가 진통제라 부르는 비스테로이드성소염진통제(NSAIDs, Nonsteroidal Anti-Inflammatory Drugs)는 COX-1,2라는 효소를 차단하여 프로스타글란딘(Prostaglandin) 합성을 억제하는 기전으로 통증과 염증에 효과가 있습니다.

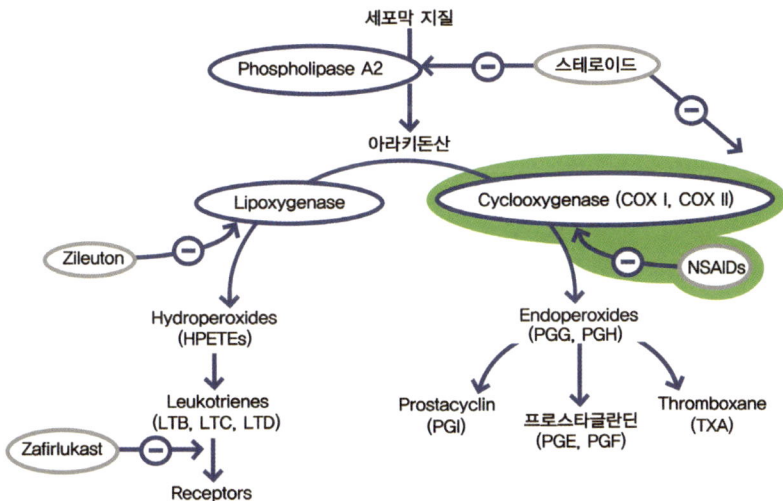

Extra

타이레놀로 대표되는 아세트아미노펜(파라세타몰) 성분의 약물은 뇌에 존재하는 COX-3 효소를 차단하기 때문에 해열진통작용만 있어 NSAIDs에 속하지 않습니다.

진통제 얘기가 나왔으니 각 진통제의 진통 효과를 비교해 볼까요?

```
                    OPIOIDS              NSAIDS
                          Most Potent
             FENTANYL        100:1
             BUPRENORPHINE    30:1
             METHADONE        10:1
             LEVORPHANOL       7:1
             OXYMORPHONE       5:1
             HYDROMORPHONE     5:1
             OXYCODONE         1.3:1
             HYDROCODONE       1.2:1

                     MORPHINE 1:1

                                   MELOXICAM       1:1.5
             TAPENTADOL      1:5
             TRAMADOL        1:5    DICLOFENAC      1:5
                                    KETOPROFEN      1:5
             CODEINE         1:10
             MEPERIDINE      1:10   CELECOXIB       1:10
             PROPOXYPHENE    1:15
                                    IBUPROFEN       1:40
                                    NAPROXEN        1:50
                                    ASA             1:130
                                    ACETAMINOPHEN   1:130
                          Least Potent
```

아스피린으로 대표되는 아세틸살리실산(ASA) 성분의 진통제는 진통효과가 가장 약하고 위출혈 부작용 빈도가 높으며, 타이레놀로 대표되는 아세트아미노펜 성분 역시 가장 약한 진통제에 속합니다. 애드빌이나 부루펜의 성분인 이부프로펜, 그 이성질체인 덱시부프로펜, 아나프록스/탁센의 성분인

나프록센이 가장 무난하게 선택할 수 있는 소염진통 성분입니다. 약국에 가서 타이레놀, 아스피린을 달라고 지명하지 않는 이상 위에 말씀드린 성분을 대부분 구매하시게 될 겁니다.

타이레놀은 널리 쓰이는 해열진통제(소염작용 x)로 주요 부작용은 간독성입니다. 때문에 독극물통제센터협회(AAPCC)[1]에서는 미국에서는 매년 간독성으로 수백 명이 사망하고, 7만 명 이상이 응급실에 실려 가고 있다고 보고했습니다.

술 마시고 머리 아프다고 타이레놀을 복용하는 우를 범하지 않았으면 좋겠습니다. 평소 음주를 즐겨하시는 분들도 타이레놀 성분은 가급적 피하는 것이 좋습니다. 타이레놀에 대해서는 또 할 말이 있습니다. 국내 시판되는 아세트아미노펜 포함 약물은 800여 가지가 넘습니다. 타이레놀처럼 단일성분으로, 감기약으로, 생리통약으로, 근육통약으로, 편두통약으로 다양한 제품에 포함되어 있기 때문에 아세트아미노펜을 중복으로 복용하게 될 가능성이 매우 높아 '비의도적 과용' 우려가 있어 약을 구매 시 꼭 확인하셔야 합니다. 미FDA에서는 이처럼 중복 복용 우려와 천장효과[2] 때문에 1회 복용량을 325mg로 제한할 것을 권고하기도 했습니다.

---

1. 독극물통제센터협회(AAPCC)　The American Association of Poison Control Centers
2. 천장효과(Ceiling Effect)　진통제 용량이 올라갈수록 효과가 올라가다가 어느 용량 이후부터는 진통효과가 더 이상 올라가지 않는 현상을 말함

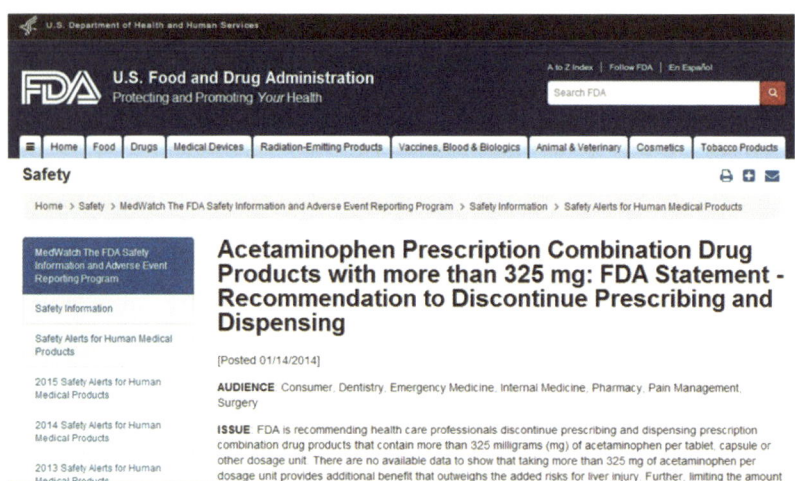

타이레놀이 아닌 일반약 비스테로이드성소염진통제(NSAIDs)는 해열소염 진통 작용이 있으며 위에 말한 COX-1,2효소를 둘 다 차단하기 때문에 위를 보호하는 프로스타클란딘도 합성이 차단됩니다. 그래서 속 쓰림, 위염, 위출혈 부작용이 흔한 약물이기도 합니다. 진통제를 먹고 속이 쓰리다면 이 때문입니다.

정리를 해볼까요?

-	아세트아미노펜(파라세타몰)	NSAIDs
작용기전	중추신경계에서 PG합성 차단 (COX-3차단) 통증 역치를 상승시켜 진통효과 시상하부 체온조절중추에 직접 작용, 말초혈관을 확장해 열 손실을 증가시킴	COX-1,2 차단을 통해 PG합성 차단
장점	해열, 진통(소염작용은 없음)	해열, 소염, 진통작용
단점	간독성	위장장애, 신독성

성분	대표적인 상품명	1회 용량	비고
Acetaminophen (아세트아미노펜)	타이레놀, 타세놀	성인 300 ~ 1,000mg	임산부 복용 가능
Ibuprofen (이부프로펜)	부루펜, 애드빌	성인 200 ~ 600mg	-
Dexibuprofen (덱시부프로펜)	이지엔6프로 덱시부펜	성인 300 ~ 400mg	-
Naproxen (나프록센)	낙센, 탁센, 캐롤앤	성인 250 ~ 750mg	-
Acetylsalicylic Acid (아세틸살리실산)	아스피린정	성인 500mg 혈전예방용 75~100mg	어린이는 레이증후군[1] 위험성 때문에 피하는 것이 좋음. 위출혈 빈도 높음. 수술환자 복용 중지.

1. 레이증후군   아스피린을 복용한 아이에게 간의 지방변성과 뇌의 급성부종이 특징적으로 나타나는 질환. 정확한 원인은 밝혀져 있지 않으며 바이러스에 의한 상기도 및 위장관계 감염과 이에 따른 아스피린의 복용과 관련이 있을 것으로 생각됨. 18세 미만은 바이러스 감염이 의심될 경우 투여하지 않아야 함.

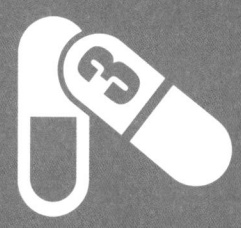

식품첨가물이
독약이라고?

약국에서 건강기능식품을 판매하다 보면 이런 말을 하는 분들이 계십니다. '이산화규소(고결방지제)가 들어있어 못 먹겠으나 환불해 달라.', '스테아르산 마그네슘이 들어있어 천연비타민이 아니니 환불해 달라.'등등 불과 얼마 전까지만 해도 가끔만 겪는 일이었는데 최근 모 방송 모 프로그램에서 모 회사의 협찬광고가 99.99999% 확실해 보이는 합성첨가물 제로 천연비타민이 방송을 탄 뒤로 더 심해졌습니다. 먹거리 걱정이 늘다 보니 병적(?)인 식품첨가물(의약품 첨가물) 기피현상을 보이는 대한민국입니다. 포털 검색창에 '고결방지제'만 쳐봐도, '합성첨가물'만 쳐봐도 발암물질이니 미국에서는 안 먹으니 되지도 않는 소리가 한가득 나옵니다. 저를 비롯한 약사님들이 그게 아니라고 포스팅을 해도 믿질 않으니…….

어떤 회사들은 자신들이 만든 약이 스테아르산 마그네슘이나 이산화규소를 완전히 배제한 100% 천연원료 제품이라며 광고를 해댑니다. 전문가가 보기엔 황당하기 그지없지만, 이 마케팅이 아주 잘 먹힙니다. 가만히 보면 아이들 비타민과 임산부용 비타민에 특히 천연을 강조하고 있으니 잘 먹힐 수밖에요.

처음엔 몇몇 질 나쁜 회사들의 장난질로 여기고 별 대응을 안 했는데 이게 시간이 갈수록 소비자는 천연비타민 편에 서게 됩니다. 양심적으로 좋은 원료를 써서 만들던 회사들도 제품 매출이 하락하고 소비자 컴플레인을 하도 겪어 눈물을 머금고 스테아르산 마그네슘이나 이산화규소를 빼고 제품을 만들게 됩니다. 이어 설명을 하겠지만 이게 빠지면 제대로 된 제품을 만들기가 매우 어렵게 됩니다.

| 부형제, 첨가물(Pharmaceutical Excipients)

각 분야마다 바이블이 있듯이, 첨가물(부형제)에도 FDA에 승인된, 안전한, 먹어도 되는, 수많은 의약품에 들어가는 모든 부형제를 총망라한 바이블이 있습니다. 여기서 문제되는 스테아르산 마그네슘과 이산화규소를 찾아보도록 하죠.

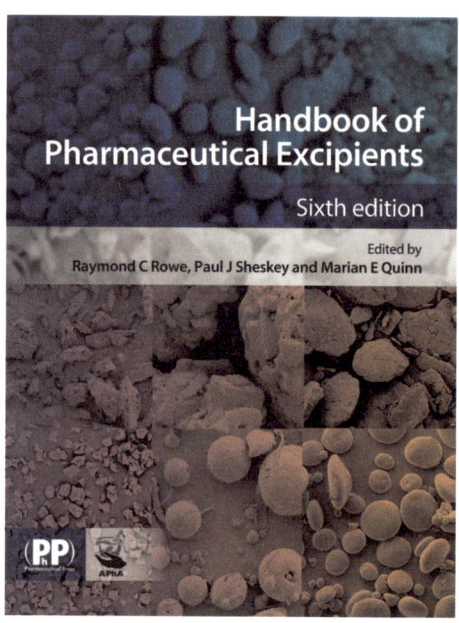

| 이산화규소(Silicon Dioxide)

Colloidal Silicon Dioxide

1 Nonproprietary Names
BP: Colloidal Anhydrous Silica
JP: Light Anhydrous Silicic Acid
PhEur: Silica, Colloidal Anhydrous
USP-NF: Colloidal Silicon Dioxide

2 Synonyms
Aerosil; Cab-O-Sil; Cab-O-Sil M-5P; colloidal silica; fumed silica; fumed silicon dioxide; hochdisperses silicum dioxid; SAS; silica colloidalis anhydrica; silica sol; silicic anhydride; silicon dioxide colloidal; silicon dioxide fumed; synthetic amorphous silica; Wacker HDK.

3 Chemical Name and CAS Registry Number
Silica [7631-86-9]

4 Empirical Formula and Molecular Weight
SiO_2 60.08

5 Structural Formula
See Section 4.

6 Functional Category
Adsorbent; anticaking agent; emulsion stabilizer; glidant; suspending agent; tablet disintegrant; thermal stabilizer; viscosity-increasing agent.

186 Colloidal Silicon Dioxide

7 Applications in Pharmaceutical Formulation or Technology

Colloidal silicon dioxide is widely used in pharmaceuticals, cosmetics, and food products; see Table I. Its small particle size and large specific surface area give it desirable flow characteristics that are exploited to improve the flow properties of dry powders[1] in a number of processes such as tableting[2–4] and capsule filling.

Colloidal silicon dioxide is also used to stabilize emulsions and as a thixotropic thickening and suspending agent in gels and semisolid preparations.[5] With other ingredients of similar refractive index, transparent gels may be formed. The degree of viscosity increase depends on the polarity of the liquid (polar liquids generally require a greater concentration of colloidal silicon dioxide than nonpolar liquids). Viscosity is largely independent of temperature. However, changes to the pH of a system may affect the viscosity; see Section 11.

In aerosols, other than those for inhalation, colloidal silicon dioxide is used to promote particulate suspension, eliminate hard settling, and minimize the clogging of spray nozzles. Colloidal silicon dioxide is also used as a tablet disintegrant and as an adsorbent dispersing agent for liquids in powders.[6] Colloidal silicon dioxide is frequently added to suppository formulations containing lipophilic excipients to increase viscosity, prevent sedimentation during molding, and decrease the release rate.[7,8] Colloidal silicon dioxide is also used as an adsorbent during the preparation of wax microspheres;[9] as a thickening agent for topical preparations;[10] and has been used to aid the freeze-drying of nanocapsules and nanosphere suspensions.[11]

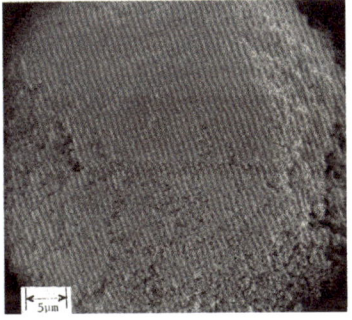

SEM 2: Excipient: colloidal silicon dioxide (Aerosil A-200); manufacturer: Evonik Degussa Corp. lot no.: 87A-1 (04169C); magnification: 2400×; voltage: 20 kV.

9 Pharmacopeial Specifications
See Table II. See also Section 18.

Table I: Uses of colloidal silicon dioxide.

Use	Concentration (%)
Aerosols	0.5–2.0
Emulsion stabilizer	1.0–5.0
Glidant	0.1–1.0
Suspending and thickening agent	2.0–10.0

8 Description
Colloidal silicon dioxide is a submicroscopic fumed silica with a particle size of about 15 nm. It is a light, loose, bluish-white-colored, odorless, tasteless, amorphous powder.

Table II: Pharmacopeial specifications for colloidal silicon dioxide.

Test	JP XV	PhEur 6.0	USP32–NF27
Identification	+	+	+
Characters	—	+	—
pH (4% w/v dispersion)	—	3.5–5.5	3.5–5.5
Arsenic	⩽5 ppm	—	⩽8 µg/g
Chloride	⩽0.011%	⩽250 ppm	—
Heavy metals	⩽40 ppm	⩽25 ppm	—
Aluminum	+	—	—
Calcium	+	—	—
Iron	⩽500 ppm	—	—
Loss on drying	⩽7.0%	—	⩽2.5%

별게 다 나와 있습니다. 성분명부터 제품명, 각 나라 약전에서 표기하는법, 분자량, 용도(여기에 고결방지기능), 제품기준(중금속, 성상 등), 흡습성, 보관법, 입자크기, '안전성' 등등

Colloidal Silicon Dioxide

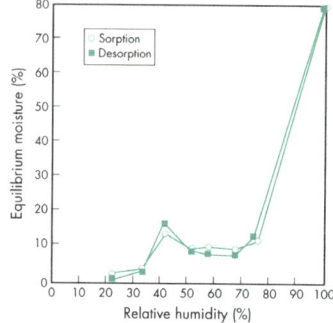

Figure 1: Sorption–desorption isotherm for colloidal silicon dioxide.

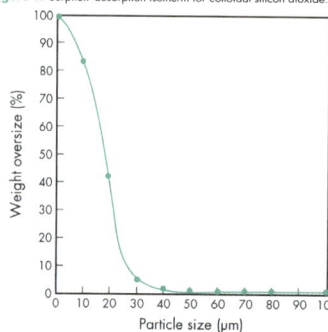

Figure 2: Particle size distribution of colloidal silicon dioxide (Aerosil A-200, Evonik Degussa Corp.).

Table III: Physical properties of *Aerosil*.

Grade	Specific surface area[a] (m^2/g)	Density (tapped) (g/cm^3)
130	130 ± 25	0.05
130v	130 ± 25	0.12
200	200 ± 25	0.05
200v	200 ± 25	0.12
300	300 ± 30	0.05
300	300 ± 30	0.12
380	380 ± 30	0.05
380	380 ± 30	0.12

(a) BET method.

Table IV: Physical properties of *Cab-O-Sil*.

Grade	Specific surface area[a] (m^2/g)	Density (tapped) (g/cm^3)
LM-5	130 ± 25	0.04
LM-50	150 ± 25	0.04
M-5	200 ± 25	0.04
H-5	325 ± 25	0.04
EH-5	390 ± 40	0.04
M-7D	200 ± 25	0.10

(a) BET method.

Table V: Physical properties of *Wacker HDK*.

Grade	Specific surface area[a] (m^2/g)	Density (tapped) (g/cm^3)
S13	125 ± 15	0.05
V15	150 ± 20	0.05
N20	200 ± 30	0.04
T30	300 ± 30	0.04
T40	400 ± 40	0.04
H15	120 ± 20	0.04
H20	170 ± 30	0.04
H30	250 ± 30	0.04
H2000	140 ± 30	0.22
H3004	210 ± 30	0.08
H2015	110 ± 30	0.20
H2050	110 ± 30	0.20

(a) BET method.

specific gravity, refractive index, color, or amorphous form. However, particle size, surface areas, and densities are affected. The physical properties of three commercially available colloidal silicon dioxides, *Aerosil* (Evonik Degussa Corp.), *Cab-O-Sil* (Cabot Corporation), and *Wacker HDK* (Wacker-Chemie GmbH) are shown in Tables III, IV and V, respectively.

11 Stability and Storage Conditions

Colloidal silicon dioxide is hygroscopic but adsorbs large quantities of water without liquefying. When used in aqueous systems at a pH 0–7.5, colloidal silicon dioxide is effective in increasing the viscosity of a system. However, at a pH greater than 7.5 the viscosity-increasing properties of colloidal silicon dioxide are reduced; and at a pH greater than 10.7 this ability is lost entirely since the silicon dioxide dissolves to form silicates.[14] Colloidal silicon dioxide powder should be stored in a well-closed container.

12 Incompatibilities

Incompatible with diethylstilbestrol preparations.[15]

13 Method of Manufacture

Colloidal silicon dioxide is prepared by the flame hydrolysis of chlorosilanes, such as silicon tetrachloride, at 1800°C using a hydrogen–oxygen flame. Rapid cooling from the molten state during manufacture causes the product to remain amorphous.

14 Safety

Colloidal silicon dioxide is widely used in oral and topical pharmaceutical products and is generally regarded as an essentially nontoxic and nonirritant excipient. However, intraperitoneal and subcutaneous injection may produce local tissue reactions and/or granulomas. Colloidal silicon dioxide should therefore not be administered parenterally.

LD_{50} (rat, IV): 0.015 g/kg[16]
LD_{50} (rat, oral): 3.16 g/kg

안전성 항목을 보면 무독성의(Nontoxic), 비자극(Nonirritant)이라고 되어 있네요. 주사기로 찔렀을 때나 문제가 되지(이걸 누가 주사로 찌릅니까?) 경구투여는 아무 문제가 없습니다. 쥐의 LD50(쉽게 말해 10마리한테 먹였는데 5마리가 죽은 용량)이 3.16g/kg. 공식에 따라 환산해야 하지만 직접 환산을 해봐도 60kg 성인기준 189.6g을 먹어야 죽는다는 말입니다.

고결방지목적으로 사용 시 에어로질(Aerosil)같은 건식실리카(Fumed Silica)를 쓰는데 일반적으로 알약 무게대비 1% 안쪽으로 씁니다. 1,000mg짜리 커다란 알약 하나를 먹어도 10mg 정도를 섭취하는 건데 무슨 문제가 있겠습니까?

| 스테아르산 마그네슘 Magnesium stearate

마찬가지로 별의별 내용들이 쭉 나와 있고, 안전성 항목을 보면 역시 무독성의(경구) Nontoxic(Oral), '발암성이 없음'이라고 나오네요. LD50는 10g/kg이니 60kg 사람으로 대충 환산해도 600g. 고기 한 근 만큼 먹어야 죽을 수 있는데요. 배불러서 죽겠네요.

스테아르산 마그네슘이란 말 그대로 스테아르산에 마그네슘이 결합하여 있는 물질입니다. 스테아르산은 여러분이 매일 먹는 소고기, 돼지고기, 식용유, 올리브유 등에 전부 들어있는 지방산일 뿐이고, 마그네슘은 꼭 먹어야 하는 영양소로 알고 있는 그 마그네슘입니다. 왜 해롭다고 겁을 주는 거죠?

그들이 근거로 제시하는 첨가물로 인한 면역력 저하 관련 논문입니다.

Magnesium Stearate

1 Nonproprietary Names
BP: Magnesium Stearate
JP: Magnesium Stearate
PhEur: Magnesium Stearate
USP-NF: Magnesium Stearate

2 Synonyms
Dibasic magnesium stearate; magnesium distearate; magnesii stearas; magnesium octadecanoate; octadecanoic acid, magnesium salt; stearic acid, magnesium salt; *Synpro 90*.

3 Chemical Name and CAS Registry Number
Octadecanoic acid magnesium salt [557-04-0]

4 Empirical Formula and Molecular Weight
$C_{36}H_{70}MgO_4$ 591.24

The USP32–NF27 describes magnesium stearate as a compound of magnesium with a mixture of solid organic acids that consists chiefly of variable proportions of magnesium stearate and magnesium palmitate ($C_{32}H_{62}MgO_4$). The PhEur 6.5 describes magnesium stearate as a mixture of solid organic acids consisting mainly of variable proportions of magnesium stearate and magnesium palmitate obtained from sources of vegetable or animal origin.

5 Structural Formula
$[CH_3(CH_2)_{16}COO]_2Mg$

6 Functional Category
Tablet and capsule lubricant.

7 Applications in Pharmaceutical Formulation or Technology
Magnesium stearate is widely used in cosmetics, foods, and pharmaceutical formulations. It is primarily used as a lubricant in capsule and tablet manufacture at concentrations between 0.25% and 5.0% w/w. It is also used in barrier creams. *See also* Section 18.

8 Description
Magnesium stearate is a very fine, light white, precipitated or milled, impalpable powder of low bulk density, having a faint odor of stearic acid and a characteristic taste. The powder is greasy to the touch and readily adheres to the skin.

9 Pharmacopeial Specifications
See Table I. *See also* Section 18.

10 Typical Properties
Crystalline forms High-purity magnesium stearate has been isolated as a trihydrate, a dihydrate, and an anhydrate.
Density (bulk) $0.159 \, g/cm^3$
Density (tapped) $0.286 \, g/cm^3$
Density (true) $1.092 \, g/cm^3$
Flash point   250°C
Flowability   Poorly flowing, cohesive powder.
Melting range
    117–150°C (commercial samples);

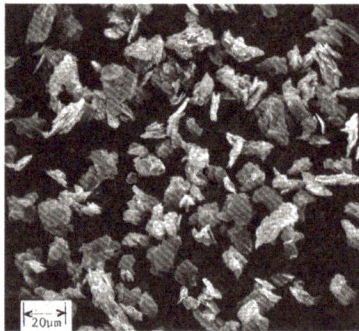

SEM 1: Excipient: magnesium stearate; magnification: 600×.

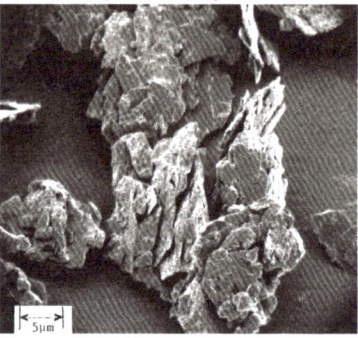

SEM 2: Excipient: magnesium stearate; magnification: 2400×.

    126–130°C (high purity magnesium stearate).
NIR spectra   *see* Figure 1.
Solubility   Practically insoluble in ethanol, ethanol (95%), ether and water; slightly soluble in warm benzene and warm ethanol (95%).
Specific surface area $1.6–14.8 \, m^2/g$

11 Stability and Storage Conditions
Magnesium stearate is stable and should be stored in a well-closed container in a cool, dry place.

Magnesium Stearate

Table I: Pharmacopeial specifications for magnesium stearate.

Test	JP XV	PhEur 6.5	USP32–NF27
Identification	+	+	+
Characters	—	+	—
Microbial limits	+	+	+
Aerobic microbes	≤1000 cfu/g	≤10³ cfu/g	≤1000 cfu/g
Fungi and yeasts	≤500 cfu/g	≤10² cfu/g	≤500 cfu/g
Acidity or alkalinity	+	+	+
Acid value of the fatty acid	—	195–210	—
Freezing point	—	≥53°C	—
Nickel	—	≤5 ppm	—
Cadmium	—	≤3 ppm	—
Specific surface area	—	—	+
Loss on drying	≤6.0%	≤6.0%	≤6.0%
Chloride	≤0.1%	≤0.1%	≤0.1%
Sulfate	≤1.0%	≤1.0%	≤1.0%
Lead	—	≤10 ppm	≤0.001%
Heavy metals	≤20 ppm	—	—
Relative stearic/palmitic content	+	+	+
Assay (dried, as Mg)	4.0–5.0%	4.0–5.0%	4.0–5.0%

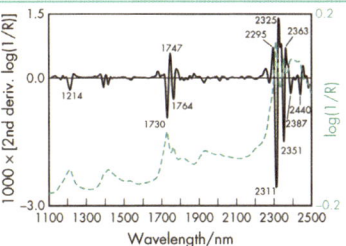

Figure 1: Near-infrared spectrum of magnesium stearate measured by reflectance.

12 Incompatibilities

Incompatible with strong acids, alkalis, and iron salts. Avoid mixing with strong oxidizing materials. Magnesium stearate cannot be used in products containing aspirin, some vitamins, and most alkaloidal salts.

13 Method of Manufacture

Magnesium stearate is prepared either by the interaction of aqueous solutions of magnesium chloride with sodium stearate or by the interaction of magnesium oxide, hydroxide, or carbonate with stearic acid at elevated temperatures.

14 Safety

Magnesium stearate is widely used as a pharmaceutical excipient and is generally regarded as being nontoxic following oral administration. However, oral consumption of large quantities may produce a laxative effect or mucosal irritation.

No toxicity information is available relating to normal routes of occupational exposure. Limits for heavy metals in magnesium stearate have been evaluated in terms of magnesium stearate worst-case daily intake and heavy metal composition.[1]

Toxicity assessments of magnesium stearate in rats have indicated that it is not irritating to the skin, and is nontoxic when administered orally or inhaled.[2,3]

Magnesium stearate has not been shown to be carcinogenic when implanted into the bladder of mice.[4]

LD_{50} (rat, inhalation): >2 mg/L[2]
LD_{50} (rat, oral): >10 g/kg

15 Handling Precautions

Observe normal precautions appropriate to the circumstances and quantity of material handled. Eye protection and gloves are recommended. Excessive inhalation of magnesium stearate dust may cause upper respiratory tract discomfort, coughing, and choking. Magnesium stearate should be handled in a well-ventilated environment; a respirator is recommended. In the USA, the OSHA limit is 10 mg/m³ TWA for magnesium stearate.

16 Regulatory Acceptance

GRAS listed. Accepted as a food additive in the USA and UK. Included in the FDA Inactive Ingredients Database (oral capsules, powders, and tablets; buccal and vaginal tablets; topical prepara-tions; intravitreal implants and injections). Included in nonparenteral medicines licensed in the UK. Included in the Canadian List of Acceptable Non-medicinal Ingredients. Listed on the US TSCA inventory.

17 Related Substances

Calcium stearate; magnesium aluminum silicate; stearic acid; zinc stearate.

18 Comments

Magnesium stearate is one of the materials that have been selected for harmonization by the Pharmacopeial Discussion Group. For further information see the General Information Chapter <1196> in the USP32–NF27, the General Chapter 5.8 in PhEur 6.0, along with the 'State of Work' document on the PhEur EDQM website, and also the General Information Chapter 8 in the JP XV.

Magnesium stearate is hydrophobic and may retard the dissolution of a drug from a solid dosage form; the lowest possible concentration is therefore used in such formulations.[5–10] Capsule dissolution is also sensitive to both the amount of magnesium stearate in the formulation and the mixing time; higher levels of magnesium stearate and long mixing times can result in the formation of hydrophobic powder beds that do not disperse after the capsule shell dissolves.[11,12]

An increase in the coefficient of variation of mixing and a decrease in the dissolution rate have been observed following blending of magnesium stearate with a tablet granulation. Tablet dissolution rate and crushing strength decreased as the time of blending increased; and magnesium stearate may also increase tablet friability. Blending times with magnesium stearate should therefore be carefully controlled.[13–29] A variety of online analytical techniques have been investigated to monitor magnesium stearate in powder blends and tablets.[30–32] Inverse gas chromatography has been used to examine the surface coverage of magnesium stearate on powder blends.[33] Magnesium stearate also affects the flow properties of blends.[34]

The existence of various crystalline forms of magnesium stearate has been established.[35–39] A trihydrate, a dihydrate, and an anhydrate have been isolated,[5,37,38,40] and an amorphous form has been observed.[41] While the hydrated forms are stable in the presence of moisture, the anhydrous form adsorbs moisture at relative humidity up to 50%, and at higher humidities rehydrates to form the trihydrate. The anhydrate can be formed by drying either of the hydrates at 105°C.[38]

It has not been conclusively established which form of pure magnesium stearate possesses the best lubricating properties.[36,37,41–43] Commercial lots of magnesium stearate generally

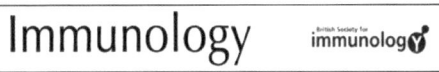

Molecular basis for the immunosuppressive action of stearic acid on T cells.

P W Tebbey and T M Buttke

Department of Microbiology and Immunology, East Carolina University School of Medicine, Greenville 27858-4354.

Copyright notice

그들이 근거로 제시하는 '첨가물로 인한 면역력 저하' 항목 이게 뭘까요. 이것은 1990년에 그냥 지방산인 스테아르산(Stearic Acid)를 면역세포에 때려 넣고 면역세포가 어떻게 되는지 본 실험입니다. 이해하기 쉽게 바꿔 말하면 당신 앞에 T본 스테이크 100인분을 가져다 놓고 배 터져도 계속 쑤셔 넣는 실험이란 말입니다. 스테아르산 마그네슘으로 한 실험도 아니고 임상실험도 아니고 지방산이 면역세포에 미치는 영향을 세포레벨에서 진행한 실험인데 이걸 가지고 면역을 떨어뜨리니 어쩌고 공포마케팅을 해댑니다.

면역은 그렇다 치고 그들은 또 흡수율이 80% 넘게 떨어진다며 천연비타민을 먹어야 한다고 합니다. 위와 비슷한 pH로 맞춘 물에 천연비타민과 합성비타민을 넣으면 천연비타민만 다 녹는다면서 합성(스테아르산 마그네슘 포함)은 흡수가 안 된다고 합니다. 분해(Disintegration)와 용출(Dissolution) 개념도 없는 멍청이인지, 알면서도 이따위 마케팅을 하는 것인지 모르겠습니다. 스테아르산 마그네슘이 어떤 물질의 흡수에 그렇게 영향을 많이 준다면 전 세계에 팔리는 수십만, 수백만의 의약품은 어떻게 먹습니까? 대부분 스테아르산 마그네슘을 포함한 활택제가 다 들어있는데……. 부형제는, 특히 이들이 말하는 활택제류는, 영양소나 약물의 흡수와 관련이 없습니다.

그 다음 그들이 주장하는 것은 스테아르산 마그네슘이 몸에 축적된다는 겁니다. 흡수된 후 다 배설이 되는 성분이라 걱정할 필요가 없고 정말 축적이 된다면 숨도 쉬지 말고 고기도 구워 먹지 마세요. 공기 중에 있는 중금속이, 생선에 있는 중금속이 몸에 더 잘 축적되고 불에 그슬린 발암물질이 몸에 더 잘 축적됩니다.

실제로 문제가 있을 만한 성분들은 부형제(첨가제)로서 허가(등록)될 수도 없고, 오히려 일반 식품 첨가물(방부제 등)이 해로우면 해롭지 의약품이나 건강기능식품에 들어있는 첨가제는 해로운 게 아닙니다.

일부 제품들이 이런 부형제를 빼고 만들어서 천연이니 안전하니 마케팅요소로 활용하는데, 전 오히려 이런 제품들이 적합한 품질로 균일하게 만들어졌는지(혼합이 잘됐는지)가 의문입니다.

| Pharmaceutical Mixing 약제학적 혼합

약이나 건강기능식품을 만드는 방법은 수십에서 수백 가지지만 가장 기본적인 과정은

[주성분, 부형제 칭량 → 믹싱 → 타정/캡슐충진 → 포장] 입니다.

주성분(약 성분이나 비타민 등) 무게를 재고, 부형제(잘 섞이게 하거나, 알약이 안 부서지게 하거나 등등)를 섞어서 그대로 캡슐에 담거나 과립을 만들거나 수많은 단계를 거쳐서 알약 하나가 탄생하는데, 부형제 없는 제품으로 마케팅하는 제품들이 과연 혼합이 제대로 될 리가요. 되더라도 수많은 연구를 거쳐야 하고 거기에 들어간 비용이 소비자에게 전가되고······.

혼합(Mixing)이라는 게(약이나 건강기능식품) 만두소 만들듯이, 뿌셔** 스프 넣고 흔들듯이, 롯데** 양념감자 흔들어 먹는 것처럼 간단하지가 않습니다. 학부과정에서야 한 두 페이지로 배우고 넘어가지만, 석박사과정이나 실제 산업에서는 'mixing' 한 가지만으로도 한 학기 강의, 책 두세 권이 나올 정도로 깊이 있는 분야죠. 물리학에 대한 깊은 이해가 필요한 학문이라 여기서는 정말 간단하게, 왜 스테아르산 마그네슘이나 이산화규소 같은 활택제가 필수적인지를 알아보겠습니다.

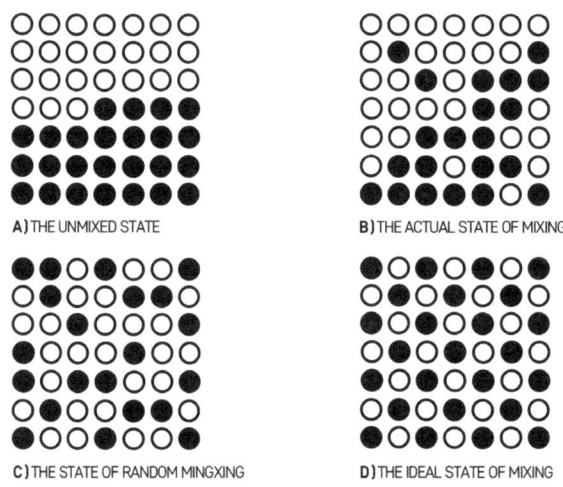

Research J. Pharm and Tech 2 (2): April-June 2009

A) THE UNMIXED STATE
B) THE ACTUAL STATE OF MIXING
C) THE STATE OF RANDOM MINGXING
D) THE IDEAL STATE OF MIXING

두 가지 물질을 섞을 때, A)는 섞이지 않은 상태 D)는 이상적(이론적)으로 완벽히 균일하게 섞인 상태입니다. 말 그대로 이상적인(Ideal) 상태기 때문에 자연계에 존재할 수는 없고 A→B→C 과정을 거치며 섞이게 됩니다. 이게 잘 안 섞이면? 어느 알약에는 비타민 B1만 잔뜩 들어있고 어느 알약에는 비타민c만 들어있고……. 이렇게 되겠죠?

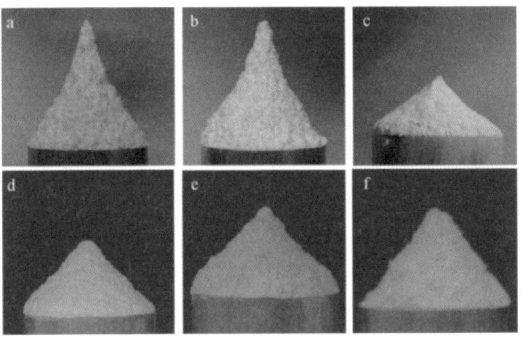

Figure 2.34: Angles of repose of a range of pharmaceutical excipients
(photo courtesy of Qi Zhou, Monash University)

세상에 존재하는 물질들은 질량, 마찰계수 등 각각 고유의 값을 갖고 있습니다. 위에 사진을 보면 똑같이 위에서 부었는데 어떤 것은 퍼지고, 어떤 것은 산처럼 쌓이고 합니다. 이렇듯 물질들은 모두 저마다 성질이 다릅니다.

박력분, 중력분, 튀김가루 전부 손으로 만져봤을 때 느낌이 다르죠? 그것처럼 비타민마다 부형제마다 의약품마다 성질이 달라서 이것들을 대충 휘휘 젓는다고 균질하게 섞이지 않는 것입니다.

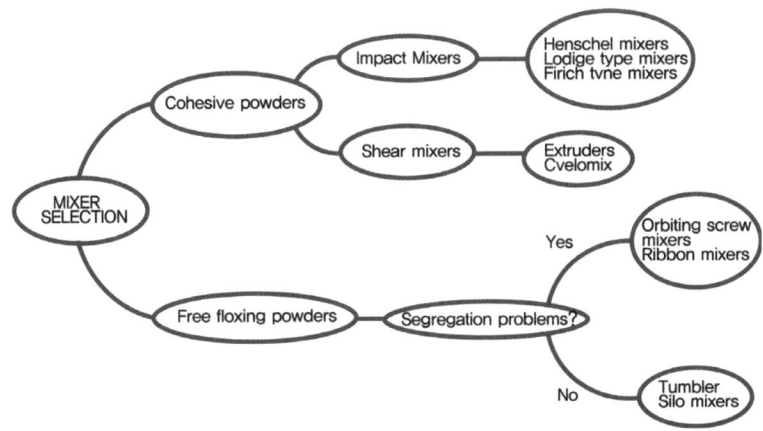

잘 흐르는 입자(마찰계수가 작다. 안식각이 작다.) 일 때 분리(Segregation) 여부에 따라 기계를 선택하고, 잘 뭉치는 입자는 시어 믹서(Shear Mixer)를 쓰거나 임펙트 믹서 (Impact Mixer)를 쓰고 그

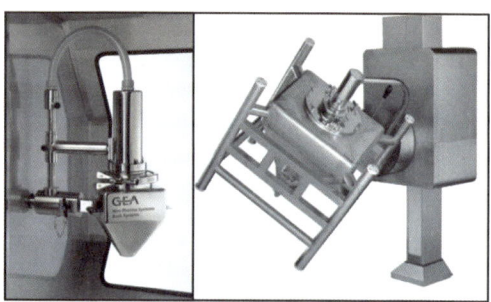

Figure 3.3: Laboratory scale (left) and production scale (right) blenders equipped with NIR sensing head (GEA Pharma Systems 2010a)

▲ Rotating Drum 내에서 입자(파우더)의 움직임. 어떻게 섞이는지에 대한 그림

중에서도 어떤 타입을 사용하고……. 단순히 섞는 건데 관련 기기가 수십 가지가 됩니다.

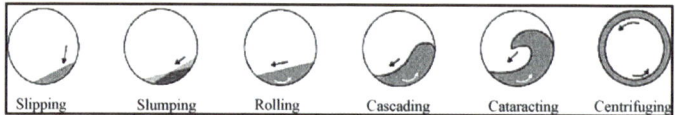

Figure 3.6: Modes of flow in a rotating drum with respect to rotational speed – fastest to slowest, R to L – after (Pirard et al. 2009)

These modes of flow impact how the components within the mixer will disperse as well as how quickly the dispersion occurs in the two major axes of the mixer (axial and radial). Although not identical, tumble mixers will generally generate the same modes of flow (Alexander *et al*. 2004). The mode of flow is dictated by the speed of rotation of the mixer and, to a lesser extent, the shape of the mixer, and can be described by the dimensionless Froude number.

$$Fr = \frac{R\omega^2}{g}$$

Equation 3.1

where R is the radius of rotation (m)
ω is the angular velocity (rad/s)
g is the acceleration due to gravity (ms^{-2})

위의 자료를 보면 이해하기 어려운 이상한 식도 나오고 하는데 수십 가지

식 중의 하나일 뿐입니다.

이렇게 서로 다른 성질을 가진 물질을 고르게 섞는다는 게 쉽지 않습니다. 이것을 잘 섞이도록 도와주는 게 활택제(Lubricants), 즉 먹으면 큰일 나는 줄 아는 이산화규소와 스테아르산 마그네슘입니다. 활택제를 넣고 제품을 만든다 해도 수십에서 수백 번의 실험을 해봐야 몇 분을 섞어야 하는지, 어떤 순서로 넣고 섞어야 하는지, 양은 얼마나 넣어야 하는지 알 수가 있습니다.

그런데 그들의 공포마케팅에 넘어간 한국 사람들이 워낙 싫어하니까 활택제를 빼고 제품을 만든다? 어찌어찌 만들었다 해도 과연 균질한 제품일까요? 화학성분일 경우 제제화가 완료된 다음에 함량 균일성 시험 같은 걸 통해서 균일하게 만들어졌는지 확인을 할 수 있다고 해도 프로바이오틱스 같은 생물학적 제제들은 어떨까요? A균과 B균과 C균을 섞었는데 이게 같은 양으로 제대로 섞였는지 무슨 수로 판단을 할까요? 캡슐 하나를 까서 분리 동정(특정 미생물을 분리해내어 정체를 밝힘)해서 확인할 건가요?

활택제가 없으면 오래 섞는다고 다 섞이는 것도 아니고, 잘 섞였다 해도 재현성(실험할 때마다 같은 결과를 얻는지 여부.)이 잘 나오지도 않습니다.

아마도 중국산 불량 식재료, 시청률만 노린 방송의 공포감 조성, 양심 불량한 마케팅 때문에 유독 한국에서만 첨가제 공포에 떨고 있으니 큰일입니다. 일반 식품 첨가물(방부제 등)이 해로우면 해롭지 의약품이나 건강기능식품에 들어있는 첨가제가 해로운 게 아님을 명심하고 제대로 제조된 제품을 선택하는 게 올바른 방향이지 않을까 생각해봅니다.

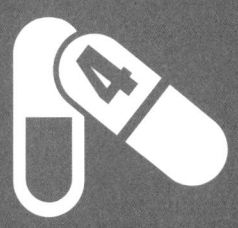

천연비타민 논란
합성 vs 천연

합성비타민은 흔히 복용하는 비타민류입니다. 천연비타민은 천연재료를 그대로(대부분 동결건조) 캡슐이나 정제로 만든 제품을 말합니다.

성분	합성비타민	천연비타민
제조	유기합성, 반합성	천연물의 건조(동결건조)
장점	저렴, 고함량 섭취 가능	비타민의 흡수, 이용에 도움을 주는 각종 조효소 섭취가능
단점	조효소가 없어 높은 함량 만큼의 효과를 얻기 어려움	비싸다, 충분한 효과를 얻기 위한 용량을 섭취하기가 현실적으로 불가능

여기에서 합성이 좋냐 천연이 좋냐가 문제가 아닙니다. 둘 다 좋습니다. 합성비타민은 저렴하게 고함량의 비타민을 섭취할 수 있어 좋고 천연비타민은 무가공식품(Whole Food) 섭취와 같은 효과를 얻을 수 있어 좋습니다. 둘 다 좋은데 문제는 천연비타민이라 주장하는 그들이 출시한 제품들이 정말 천연이 아닌데 있습니다.

요즘 마트에 가면 동결 건조한 과일들을 구할 수 있습니다. 한 제품을 보니 85g이 사과 다섯 개 분량에 해당한다고 합니다. 사과 한 개에 약 17g. 17g을 갈아서 알약으로 만들면 알약이 몇 개 나올 것이라 생각하나요? 손가락 한마디만 한 알약이 보통 1g 정도 하니 알약 17개를 먹어야 사과 한 개를 먹은 것과 같겠군요. 동결건조해서 수분을 다 날렸다 해도 그 양이 매우 많습니다. 알약 2~4정 안에 들어있다고 하는 것이 사과부터 시작해서, 양파, 케일, 어세로라 기타 등등 수십 가지에 이릅니다. 그런데 과연 이것들이 실제로 얼마큼이나 들어갔을까요?

현실적으로 100% 천연 비타민은 불가능하므로 이들은 미량의 천연비타민을 넣고 합성비타민을 추가로 넣어 필요한 비타민 용량을 맞추어 제품화합니다. 이것이 시중에 존재하는 천연비타민의 진짜 얼굴입니다. 물론 안 그런 제품도 있습니다만 정말 극소수에 해당합니다.

- 같은 함량의 비타민을 섭취한다고 할 때 단연 천연비타민이 우수합니다.
- 천연비타민은 각종 조효소 및 이성질체를 포함하고 있으므로 합성비타민보다 적게 먹어도 같은 효과를 얻을 수 있습니다.
- 그러나 고함량 합성비타민과 유사한 효과를 얻기 위해서는 생각보다 많은 용량을 복용해야 합니다.

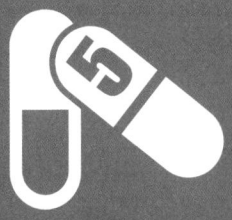

핫 이슈
유산균, 어떤 기준으로 골라야 할까?

2013년부터 프로바이오틱스가 방송을 타고 명성을 얻기 시작했습니다. 세계적으로 봤을 때는 굉장히 늦은 감이 없지 않아 있지만 그래도 널리 알려지니 다행입니다. 프로바이오틱스란 세계건강기구 WHO(the World Health Oraganization)와 유엔 산하 FAO(the Food and Agriculture Organizatoin of the United Nations)에서 '충분한 양을 섭취하였을 때 건강에 도움이 되는 살아있는 균'으로 정의한 균입니다. 쉽게 말하면 몸에 좋은 세균으로 한국에서는 통칭 유산균이라 불립니다. 몸에 좋은 역할을 하는 균들이 유산(Lactic acid)을 주로 생성하기 때문인데 사실 이는 엄밀히 말하면 틀린 표현입니다.

    과거에는 장질환(설사, 변비)에 먹는 약 정도의 인식이었다가 면역과 깊은 관련이 있다는 사실이 밝혀지면서 약국들에서 많이 추천한 제품이 바로 프로바이오틱스입니다. 그때만 하더라도 비염환자, 아토피 환자, 만성피로 환자에 프로바이오틱스를 권하면 약장수가 약 팔아먹으려고 하는구나 하는 눈빛으로 쳐다봤습니다. 나는 설사 안하는데 왜 유산균을 파냐 하던 때가 엊그제 같은데 방송의 힘이 역시 대단한 것인지 이제는 소비자가 '유산균 = 면역'이라고 알고 찾으시네요.

프로바이오틱스의 대표적인 균주로는 소장에서 작용하는 락토바실러스 (Lactobacillus)속, 대장에 주로 작용하는 비피도박테리움(Bifidobacterium)속이 있습니다. 각 균주가 어떤 기능을 하는지는 미생물학자를 비롯한 학자들이 알아야 할 내용이고, 일반인(소비자)은 제품 선택에 있어 꼭 알아야 할 몇 가지 내용만 알고 계시면 됩니다.

| 프로바이오틱스 주요 균주

GENUS	Species	Strain
Lactobacillus	Rhamnosus	G, Lr-32, HN001 등
	Acidophillus	LA-5, La-14, NCFM, DDS-1 등
	Plantarum	Lp299v, CJLP-133 등
Bifidobacterium	Latis	BB-12, HN019, Bi-04 등

- 락토바실러스 람노수스 Lactobacillus rhamnosus

'면역하면 람노서스'라 알려질 정도로 가장 많이 연구된 균주. 실제 면역에 관련된 연구는 LGG 균주가 많은 비율을 차지합니다.

- 락토바실러스 애시도필러스 Lactobacillus acidophillus

천연항생물질을 분비해 나쁜 균을 죽이는 균. 균주에 따라 장건강, 면역 등 다양하게 연구됨.

- 락토바실러스 플란타룸 Lactobacillus plantarum

김치에서 나오는 균이라 한국에서는 김치유산균이라고 별칭이 붙었지만, 김치에만 있는 균은 아니고 오래전부터 널리 알려진 균. 면역, 장기능 다방면으로 연구됨.

- 비피도박테리움 락티스 Bifidobaterium lactis

면역에 많이 연구된 대표적 비피도박테리움 균주.

| 프로바이오틱스 원료의 중요성

사람도 운동 잘하는 사람 못하는 사람, 공부 잘하는 사람 못하는 사람이 있듯이, 같은 균이라도 유전자 코딩에 따라 장에 잘 정착되는지, 위산에 살아남는지, 면역조절기능이 뛰어난지 전부 다릅니다. 그래서 꼭 똘똘한 애들로 이루어진 제품을 선택하셔야 합니다.

아래는 전 세계적으로 유명한 프로바이오틱스 유산균 회사들입니다. 이 외에도 야쿠르트(Yakult), 다농(Danone), 바이오가이아(BioGaia), 프로비(Probi), 셀바이오텍(CELLBIOTECH) 등의 회사가 주요 특허 균주들을 보유하고 있습니다.

-	회사 (국가)	대표 균주
Chr. Hansen (크리스 한센)	덴마크	LGG, LA-5, BB-12 등
Danisco (다니스코)		Lr-32, La-14, NCFM, HN-019 등
Lallemand-Institut Rosell (랠러맨드-로셀)	캐나다 (French Canadian)	Rosell-52, Rosell-11 등

Lactobacillus rhamnosus GG, Lactobacillus rhamnosus Lr-32처럼 같은 람노서스균인데 뒤에 붙은 균주 이름이 다릅니다. GG, Lr-32 같은 게 붙어있죠? 각 원료균주 회사에서 붙인 이름(Strain)인데요. 같은 균이지만 유전자가 조금씩 다릅니다. 람노서스균이 면역에 좋다고 말하는 이유는 Lactobacillus rhamnosus GG(ATCC 53103)가 면역에 좋다는 논문이 많기 때문입니다. 바꿔 말하면 LGG가 면역에 효과 있다 하니까 다른 람노서스 균주 모두가 면역에 효과가 있는 것처럼 알려진 것입니다. 하지만 균주에 따라 균주의 효과는 천차만별이기 때문에 엄밀히 따지면 잘못 알려진 내용이입니다만, 또 국내 대부분 프로바이오틱스 회사들이 이것을 이용해 마케팅 합니다. '우리 제품에는 람노서스균이 들어서 면역에 좋다.'

유산균의 효과=균주의 효과이기 때문에 검증된 균주가 들어간 제품을 선택하는 것이 좋습니다. LGG만 예를 들어 람노서스균 중에 LGG만 면역에 효과가 있다는 말은 아니고 메이저회사들의 균주들은 대부분 많이 연구가 되어 있으니 그 중에서 골라야한다는 뜻이지요. 소비자가 이렇게 Strain까지 다 알아봐야 하냐고요? 아닙니다. 근처 약국에 가서 상담하시면 좋은 균주로 구성된 제품을 추천받으실 수 있습니다. 전문가보다 인터넷 정보를 신뢰하신다면 어쩔 수 없고요.

| 프로바이오틱스 제조 과정의 중요성

프로바이오틱스 제품은 살아있는 균을 이용해 만든 제제이다 보니 위에 말한 원료 균주가 굉장히 중요합니다. 그래서 최근 들어 '어느 회사의 원료를 사용한 제품이다'라고 광고하는 제품들이 많이 생겼는데, 원료 못지않게 중요

한 것이 균을 다루는 비결과 제조 시설입니다.

 아무리 좋은 균주로 제품을 만들더라도 제품화 과정이 잘못되면 100억 마리 넣은 제품이 며칠 후 1억 마리짜리로 변한다는 말이죠. 따라서 프로바이오틱스 제품도 아무 회사에서 만든 것이 아니라 프로바이오틱스 전문 제조업체(핸들링 기술이 있는)에서 생산된 제품으로 골라야 합니다.

 그림은 제조 기술 및 첨가물에 따라 균 생존율이 다름을 보여주는 그래프입니다.

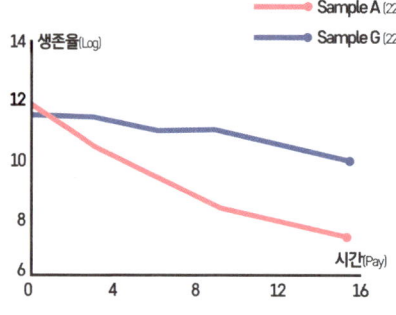

 프로바이오틱스는 살아있는 균을 동결건조 시켰다가 특정 환경에서 다시 깨어나도록 만든 제품입니다. 균이 깨어나는데 가장 크게 영향을 미치는 인자가 온도, 습도, 산소인데 만약 높은 온도에 노출되거나 습기, 산소에 노출되면 균이 깨어나더라도 영양분이 없기에 다 사멸됩니다. 그래서 프로바이오틱스 제품화 과정에서 이 세 가지 인자를 차단하기 위한 제제기술이 필요합니다. 시중에는 알루알루(Alu-Alu)같은 포장으로 습기를 완전히 차단하고 냉장배송으로 온도를 제어하기도 하고, 캡슐에 특수 부형제를 넣어서 습기에 의한 영향을 줄이기도 하고, 수분침투를 막는 특허 용기를 사용한 제품도 있습니다. 또 동결건조 과정에서 얼음결정에 의해 세포막이 상하는 것을 방지하기 위한 세포막 보호 기술이 들어가 장에서 더 잘 깨어나도록 만든 제품도 있습니다. 각 제조업체마다 제품 품질을 유지하기 위해 노력합니다.

 이렇듯 좋은(비싼) 원료로 만들어도 블렌딩 과정에 온습도 제어가 안 되거나, 제제기술이 없어 그냥 섞기만 했거나 포장이 잘못되거나 하면 균이 다 죽어버리게 되어 아무 효과가 없을 수도 있습니다.

| 프로바이오틱스 유산균 제품 선정이 중요한 이유

 식약처 홈페이지를 잘 살펴보면 대장균이 검출된 고추장, 이물이 혼입되어 판매 중지된 육포 등 불량 및 유해제품을 알려주는 페이지가 있습니다. 여기엔 균수미달로 회수된 프로바이오틱스 제품들도 있습니다. 국내에서 굉장히 유명한 프로바이오틱스 업체임에도 불구하고 44억 마리의 유산균이 들어있어야 하는 제품에 고작 1,280만 마리의 유산균이 검출되어 행정처분을 받은 경우도 있고, 주로 돈만 주면 제품을 만들어주는 해외 생산 제품(OEM)들이 많이 걸렸습니다.

 프로바이오틱스 전문 제조업체 제품은 초기투여량과 유통기한까지 보장균수(영양정보란 표시, 식약처 규정상 100억이 최대, 300억을 보장해도 100억까지밖에 표기를 못 함)가 크게 다르지 않습니다. 제조 노하우가 없는 일반 건강기능식품 제조업체 제품은 초기에 1,000억을 넣었어도 보장균수가 1/10에서 1/100 정도밖에 안 됩니다.

 그뿐만 아니라 해외 제품들 역시 표기량과 실제 균수가 많이 차이가 납니다. 국내 규정은 보장균수를 영양기능정보란에 표시하도록 되어있지만, 해외는 초기 투여량을 표시하고, 보장균수에 대한 규정이 없으므로 해외제품 선택 시 신중해야 합니다.

컨슈머랩닷컴[1](ConsumerLab.com)에서 꾸준히 프로바이오틱스 실제 함량을 검사한 결과를 리포팅 하는데 매해 미달 되는 품목이 많습니다.

2013 / 11 / 25 Many Probiotic Supplements Fall Short on Listed Amount of Helful Organisms.

2012 / 02 / 09 Probiotics grow in popularity but don't always deliver on promises says ComsumerLab.com - New report provides guidance to consumers.

2009 / 11 / 16 ComsumerLab.com finds many probiotics don't deliver listed ingredients.

2006 / 12 / 12 Probiotic supplements grow in popularity but viable bacteria missing in many — ComsumerLab.com cautions consumers to select probiotics carefully and store them properly.

2013 | 많은 프로바이오틱스 보충제가 표기된 만큼의 유익균이 들어있지 않다.
2012 | 프로바이오틱스 시장이 인기리에 성장 중인 가운데 모든 제품이 정직하지 않다.
2009 | 많은 프로바이오틱스 제품이 표기된 만큼의 함량이 안 되는 것을 발견
2006 | 프로바이오틱스 시장이 인기리에 성장 중인 가운데 많은 제품이 함량미달

---

1. 컨슈머랩닷컴 미국의 비영리소비자단체로 시중에 유통되고 있는 건강기능식품을 수거하여 전문기관에 의뢰해 제품에 대한 가이드라인을 잡아주는 단체(유료회원가입제).

아래는 컨슈머랩에서 작성한 프로바이오틱스 실제 함량에 관한 내용입니다.

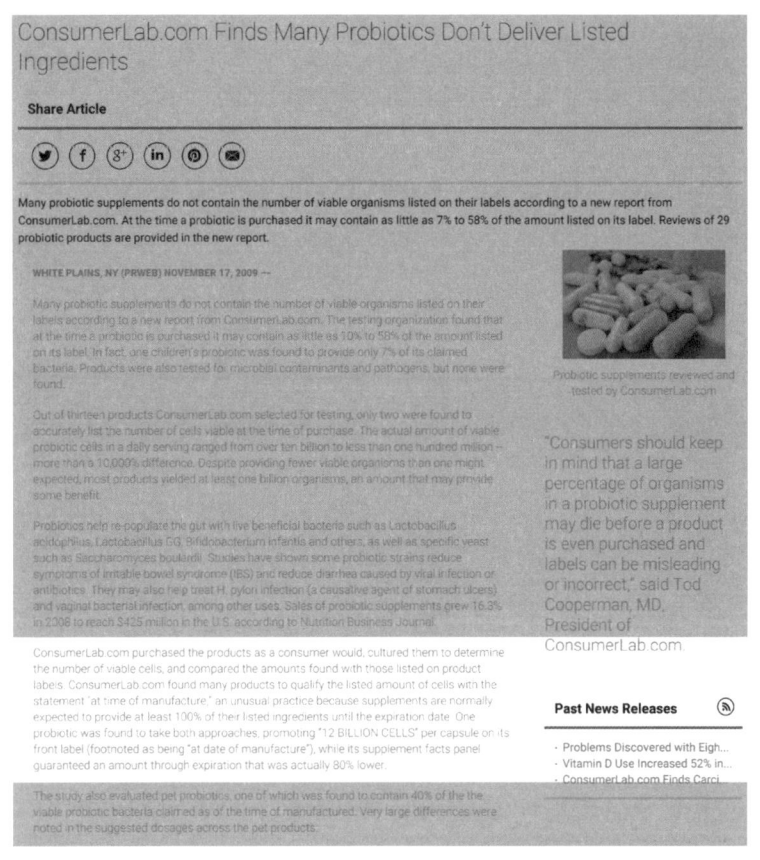

출처: http://www.prweb.com/releases/2009/11/prweb3213324.htm

내용을 간단히 요약 해보면, 제조 시 캡슐 당 120억 마리를 넣었다고 적은 프로바이오틱스 제품을 검사해보니 실제로는 80%나 유익균이 감소한 24억 마리만 남아있었다는 내용입니다. 즉 많은 제품들이 수십~수백억의 생균을 투여했다고 광고하지만 실제 살아있는 균은 한참 미달된다는 내용이지요. 살아있는 균을 다루는 제품이기 때문에 원료, 제조법, 유통관리 훨씬 더 까다롭다는 걸 기억하시기 바라며 가격만 보고 선택하는 일이 없었으면 합니다.

| 프로바이오틱스 제품 선택 기준

- 주요 균주가 포함되어 있을 것
- 균수가 적당히 많아야 하고, 장까지 살아서 도달해야 하며(내산성, 내담즙성균주) 장에서 잘 깨어날 것
- 살아있는 균으로 만든 제품이기 때문에 생균제조 및 관리 기술이 있는 회사 제품을 선택
- 산소, 온도, 습기 관리되는 제품 또는 이에 준하는 포장으로 된 제품

Extra

프로바이오틱스는 영양기능정보란을 꼭 확인하세요!

프로바이오틱스는 원료가 고가이고, 부자재나 유통관리에 들어가는 비용이 타제품보다 높습니다. 그래서 저가제품들이 많이 쓰는 꼼수가 있습니다. 바로 겉포장에 '1,000억 마리 투입', '원재료명 및 함량(%)란에 1g당 1,000억 마리 원료 1.53%' 등과 같이 표기해 언뜻 보기에는 매우 많은 균이 투입된 걸로 오인하도록 합니다. 하지만 식약처는 보장 균수를 영양기능정보란에 표기하도록 했습니다. 포장에 몇천억을 넣었든 그게 중요한 것이 아니고, 영양기능정보란에 적힌 '프로바이오틱스 수'를 확인하세요.

최근엔 고가의 유명 균주를 조금 넣고, 나머지를 싸구려 균으로 채워 균수만 늘린 제품이 많이 나오고 있으니 주의하세요. 예를 들면 유명한 Rhamnosus GG를 1억 마리만 넣고, 나머지 99억 마리 균주를 Rhamnosus XX(싸구려균주)로 채운 후 "Rhamnosus 100억 투여"처럼 광고하는 것이지요.

Q & A

Q: 매일 요구르트 제품을 먹고 있는데 프로바이오틱스 제품을 따로 섭취해야 하나요?

A: 요구르트 제조에 이용되는 균주는 우유 발효에 최적화된 균이므로 프로바이오틱스 제제에 쓰이는 균주와 효능, 효과가 전혀 다릅니다. 따라서 요구르트 식품으로 면역력 향상 등의 효과를 얻기는 어렵습니다. 최근에는 발효시킨 요구르트에 유명 균주 A를 약간 첨가해서 고급화 마케팅을 하기도 합니다. 하지만 식품에 쓰는 A균주, 동물 사료에 쓰는 A균주, 건강기능식품에 쓰는 A균주, 모두 같은 A균이지만 관리수준과 등급이 다릅니다. 효과 역시 많은 차이가 있으니 건강을 목적으로 한다면 건강기능식품으로 나온 프로바이오틱스 제제를 섭취하시길 바랍니다.

Q: 코팅된 균주를 섭취해야 죽지 않고 장까지 간다는데?

프로바이오틱스의 작용구간과 균주에 따른 균주 특이성으로 나눠 설명해 드리도록 하겠습니다. 프로바이오틱스가 장에서만 작용한다고 생각할 수 있으나 인체의 모든 점막에서 작용합니다. 그림처럼 소대장뿐 아니라 구강과 위에도 미생물(균)은 살고 있습니다.

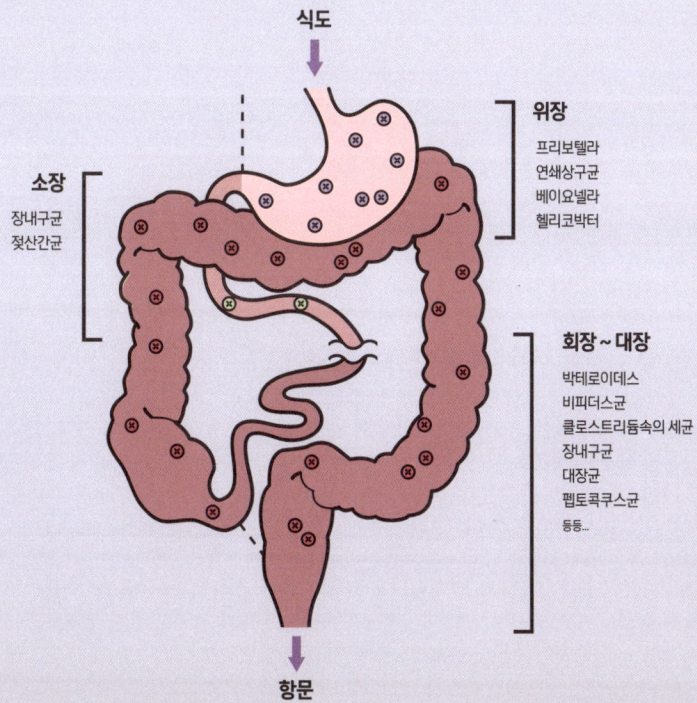

섭취한 프로바이오틱스가 입부터 위→소장→대장까지 대변으로 나올 때까지 모든 점막에 작용하게 됩니다. 그래서 구취에, 위염에, 심지어 질염에도 사용합니다. 반면 코팅된 균주는 소대장에게서만 작용을 하므로 다른 점막에 유익한 효과를 기대하기 어렵습니다.

살아있는 균이므로 위산 같은 극한의 조건에서 살아남아 장까지 도달하는 것이 쉬운 일이 아닙니다. 그래서 2중 코팅, 4중 코팅 등의 기술이 프로바이오틱스 제제에 적용된 것입니다. 하지만 펄펄 끓는 온천에도 사는 균이 존재하는 것처럼 선별된 균주는 코팅이 없어도 위산에서 버텨낼 수가 있습니다.

[Survival of Probiotic Lactobacilli in Acidic Environments Is Enhanced in the Presence of Metabolizable Sugars]에 따르면, 같은 람노서스 균이지만 GG와 E800은 전혀 다른 내산성을 보입니다. LGG의 경우 pH 2.0 인공위액에서 80분이 넘게 대부분 살아있지만, E800은 30분만 지나도 죽어 나가기 시작합니다.

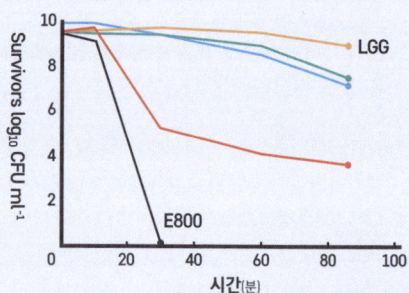

[A candidate probiotic with unfavourable effects in subjects with irritable bowel syndrome: a randomised controlled trial]에 따르면, L.plantarum 299v와 L.plantarum MF1298이 과민성대장증후군에 전혀 다른 효과를 냅니다. 299v는 복통, 가스참이 현저히 개선되나, MF1298은 오히려 증상을 악화시켰습니다. MF1298이 장누수 개선에 좋고 장점막에 잘 부착한다고 알려졌음에 불구하고 말입니다.

이처럼 내산성뿐 아니라 내담즙성, 장부착성, 각종 기능성이 균주에 따라 천차만별입니다. 좋은 균주는 코팅이 없어도 소대장까지 잘 도달하며 코팅균주보다 작용점이 넓은 장점이 있으니 무조건 코팅균주를 복용해야 한다는 것은 잘못 알려진 사실입니다.

Q: 저는 왜 유명한 ○○○제품이 효과가 없어요?

프로바이오틱스는 수많은 연구를 통해 증상 개선에 도움이 되는 균주를 가장 적합한 비율로 배합하여 제품화합니다. 그러나 70억의 세계 인구, 70억의 장내세균총. 각각 개인마다 고유의 세균 총을 가지고 있어 모두에게 좋은 제품일 수는 없습니다. 가장 많이 연구된 LGG균이라고 하더라도 개인의 장내세균총과 맞지 않을 수 있다는 말입니다. 따라서 그 증상에 가장 많이 연구된 균주부터 차례대로 복용하며 본인에게 맞은 제품을 찾아야 합니다.

또 혈액순환이 불량하거나 소화액 분비에 문제가 있는 등 유익균이 살기에 적합하지 않은 몸 상태일 경우도 있습니다. 이럴 때는 프로바이오틱스가 잘 정착할 수 있게 도와주는 다른 약물, 영양소 등을 전문가의 도움을 받아 해결하셔야 합니다.

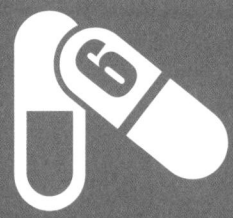

월 5천원부터
월 7만원도 넘는
천차만별 오메가3

너무나도 흔한 오메가3 얘기를 해보겠습니다. 오메가3는 다가불포화지방산(PUFAs: Polyunsaturated Fatty Acids)중 지방산 끝에서 3번째 탄소에 이중결합이 있는 지방산을 말합니다.

EPA는 Eicosapentaenoic Acid의 약자로 Eicasa=20, Penta=5를 의미합니다.(그리스 라틴어) 즉, EPA는 탄소 20개, 이중결합이 w-3 위치에서 시작되며 5개가 있는 지방산을 말합니다. DHA는 Docosahexaenoic Acid의 약자로 탄소 22개, 이중결합이 w-3 위치에서 시작되며 6개가 있는 지방산을 말합니다. 마찬가지로 오메가6는 끝에서 6번째, 오메가9은 끝에서 9번째에 이중결합이 있습니다.

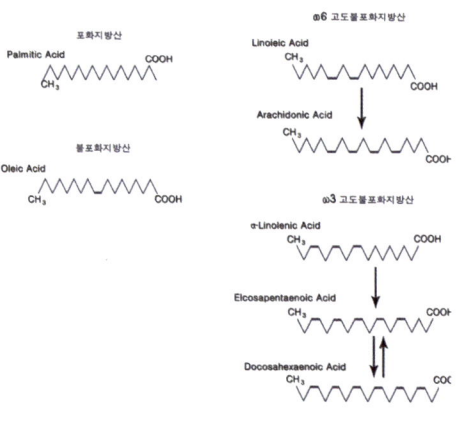

이러한 PUFAs는 몸에서 적절한 균형을 유지해야 하는데 학자마다 의견이 갈리지만 대체로 오메가3:오메가6 비율이 1:1~4 정도입니다. 하지만 현대인의 먹거리, 식습관 때문에 비만인 사람은 1:50, 마른사람도 1:11 정도로 오메가6 과잉불균형 상태입니다. 좋은 음식을 먹고 싶어도 자급자족하던 농업, 방목 축산업의 형태가 아니므로 오메가6 과잉 식품을 섭취할 수밖에 없습니다. 《sbs 스페셜. 옥수수의 습격》이라는 다큐멘터리를 보면 옥수수 사료를 먹고 자란 동물(소, 닭의 고기), 달걀, 각종 튀김류(과거에는 없던 음식이죠? 튀김이 인간 세상에 나온 게 몇 년이나 됐을까요?), 과자 등등 모든 먹거리에 오메가6가 너무너무 풍부하게 들어있습니다. 상대적으로 오메가3 섭취는 부족하게 됩니다. 그래서 체내 필수지방산 비율을 유지하기 위해 오메가3를 보충해주어야 하죠.

그럼 나쁜 놈처럼 되어버린 오메가6가 나쁜 것이냐? 그건 아닙니다. 오메가6도 필수지방산으로 꼭 섭취가 필요하고 오메가3가 심혈관계질환에 좋은 만큼 오메가6도 심장병 예방에 큰 역할을 한다고 알려져 있습니다. 결국 섭취비율과 건강한 지방산(cis형, 산패되지 않은)에서 답을 찾을 수 있습니다.

| 트랜스(Trans)지방산과 Cis지방산

방송이나 신문 등에서 트랜스 지방산이 몸에 해롭다는 내용이 많이 나왔었죠? 아래 그림처럼 탄소 간 이중결합이 같은 방향으로 되어있는 것이 Cis, 엇갈려 결합한 것이 Trans 형태입니다. 화학을 공부하신 분이라면 트랜스 형태가 물리적, 화학적으로 안정적이라는 것도 알고 계실 겁니다. 겉모습은 불포화지방산이지만 '몸 안에서 포화지방처럼 행동하기도 하고 더 나쁘게 행동하기도 하는 딱딱한 지방' 정도로 이해하시면 될 것 같습니다. 트랜스 지방은 안

정적이고(유통기한이 길다.) 고소한 향미를 내기 때문에 가공식품류에 상당히 많이 사용되는데 실제 자연계에는 거의 존재하지 않는 형태입니다.

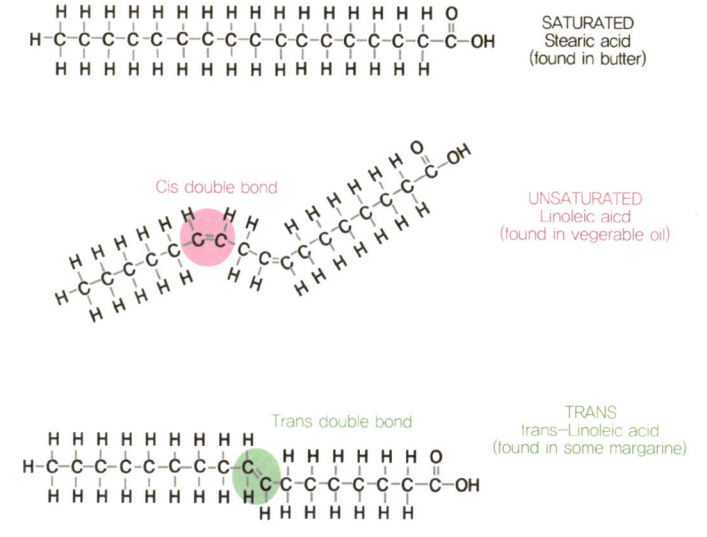

| 필수지방산이란?

필수아미노산, 비타민처럼 사람이 체내에서 합성하지 못해 꼭 음식으로 섭취해야 하는 지방산을 말합니다. 바로 오메가6계열 지방산의 모체인 리놀레산(Linoleic Aicd)과 오메가3계열 지방산의 모체인 알파리놀렌산(A-Linolenic Acid)입니다. 이 두 가지 지방산을 섭취해야 EPA, DHA로의 전환이 이루어질 수 있습니다. 하지만 전환되는 비율은 미미하므

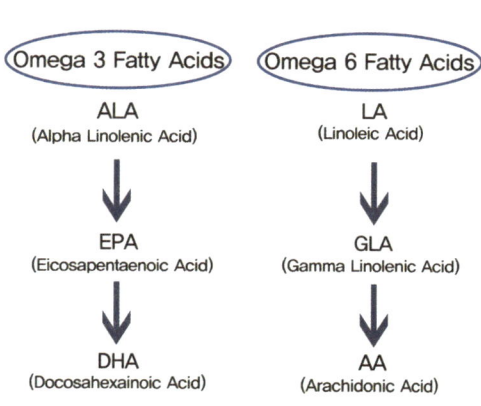

로 EPA와 DHA를 직접 보충하는 것(등푸른 생선 등)이 바람직하며, 학자에 따라 EPA, DHA도 필수지방산에 포함하기도 합니다.

아래 표는 여러 오일 별 필수지방산 함량을 나타냅니다. 식물성 오메가3로 왜 아마인유(아마씨유, Flaxseed Oil)가 이용될 수밖에 없는지 알겠죠?

Linoleic Acid(Omega-6)	Linolenic Acid (Omega-3)
Soybean(50-57%)	Flaxseed(35-56%)
Safflower(67-83%)	Soybean(5-10%)
Sunflower(48-74%)	Canola(6-14%)
Corn(34-62%)	Walnut(13%)
Canola(16-25%)	Safflower Oil(0.1%)
Sesame(35-50%)	Olive oil(0.2-1.5%)

EPA와 DHA는 주로 심혈관계 질환과 각종 염증질환에 좋다고 알려져 있으며 식약처에서는 하루 500mg~2,000mg의 EPA+DHA 섭취를 권장합니다. 하지만 복용목적에 따라 권장량이 달라지고 EPA를 복용해야 하는지, DHA를 복용해야 하는지 혹은 ALA를 더 복용해야 하는지는 전문가의 판단에 따라 달라지므로 건강유지목적에서 복용하는 것이 아니라면 꼭 약사님과 상담을 걸쳐 제품을 선택하기 바랍니다.

이제 본격적으로 오메가3 제품 분류와 선택에 대한 얘기를 해보겠습니다.

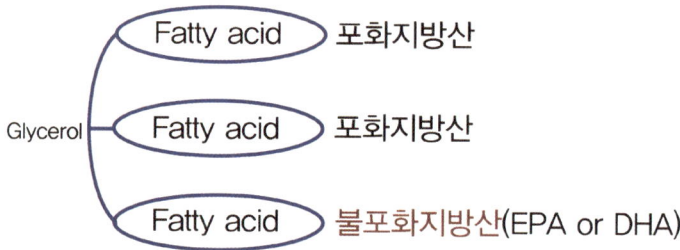

자연계에 존재하는 형태의 오메가3는 그림과 같이 트리글리세라이드(TG) 형태입니다. 글리세롤이라는 뼈대에 포화지방산2개, 불포화지방산(EPA, DHA) 1개가 결합한 모양입니다. 초창기 1세대 오메가3 제품이 바로 이 TG 형태입니다. 3개 중 1개가 오메가3지방산이므로 1,000mg을 섭취해도 실제 오메가3 함량은 약 30%(300mg)밖에 되지 않습니다. 1세대 오메가3는 생선 기름을 유기용매로 추출하기 때문에 제품에 남아있는 잔류용매가 문제가 됩니다. 이를 해결한 오메가3가 현재 가장 많이 판매되는 2세대 EE폼 오메가3

(A)중성지방
3개의 지방산이 글리세롤에 결합

(B)인지질
2개의 지방산, 1개의 인산염이 글리세롤에 결합

(C)에틸에스터
1개의 지방산이 에틸기에 결합 (글리세롤과 지방산 분리를 위해 에탄올 이용)

입니다. 생선기름에 에탄올을 넣어 에틸에스터(Ethylester) 형태로 만들어 분리를 해내면 고함량의 오메가3지방산을 쉽게 얻을 수 있게 됩니다. 전문의약품인 건일제약 '오마코'가 84% 함량의 EE폼 오메가3인데, 월 1만 원도 안 하는 오메가3 제품도 요즘엔 1,200mg 중 1,100mg의 오메가3(92%)가 포함되어 있습니다. 저가제품인데도 92%라니 놀랍죠? 이런 함량엔 트릭이 숨어 있는데 나중에 말씀드리도록 하겠습니다.

EE폼 오메가3를 얘기하면서 스티로폼을 빼놓을 수 없습니다. 주로 방문판매나 시골 노인정에서 일어나는 사기행태인데요. 할아버지, 할머니 앞에서 스티로폼에 오메가3를 떨어뜨려 녹는 걸 보여주며 혈관에 있는 찌꺼기도 다 녹여주는 고품질 제품이라 설명을 합니다. 눈앞에서 생선기름이 스티로폼을 녹이는 장면을 보면 너도나도 오메가3 한 통에 수십만 원씩 주고 구매를 하게 됩니다. EE폼 오메가3가 스티로폼을 녹일 수 있는 이유는 바로 단순한 '끼리끼리 녹는다(Like Dissolves Like)' 법칙. 주방에 기름때가 꼈을 때 티슈에 식용유 한 방울 떨어뜨려 닦으면 아주 잘 닦이죠? 기름이 기름때를 녹여 냅니다. 극성(Polarity)이 같아질수록 잘 녹는데 EE폼 오메가3와 스티로폼의 극성이 유사해서 녹여낼 수 있는 것입니다. 스티로폼과 더 극성이 비슷한 아세톤은 더 빨리 녹이고요. 오메가3 아니라 올리브오일도 스티로폼을 녹일 수 있습니다. 한마디로 사기꾼들.

3세대 오메가는 rTG(re-Esterified Triglycerides)폼 오메가3입니다. 자연계에 존재하는 TG형태로 재조합한 오메가3로 글리세롤에 EPA나 DHA가 3개씩 붙은 구조입니다. 1세대와 같은 형태이면서 함량은 높은 제제입니다. 글리세롤 백본이 있어 흡수와 생체이용에 유리하고 위장장애가 적습니다. 3세대 오메가3는 현재 고가에 속합니다.

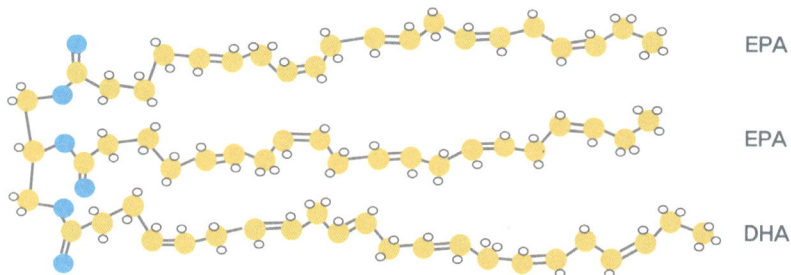

또 다른 형태의 오메가3로 크릴오메가3가 있습니다. 크릴새우에는 오메가3가 포스포리피드(PL: Phospholipid) 형태로 존재합니다. 크릴새우로부터 추출한 오메가3를 krill oil 또는 krill omega-3라 부르는데 생선유래 오메가3(Fish Oil)보다 장점이 많습니다. PL형태이기 때문에 기름임에도 물에 녹을 수 있고, 담즙의 도움을 받아 미셀(Micelle)을 형성할 필요도 없습니다. 즉, 흡수율이 피쉬오일보다 월등히 높습니다. 크릴오메가3 업체 측의 주장으로는 3배에서 9배까지도 흡수율이 더 높다고 광고하기도 합니다. 생선비린내도 나지 않으며 세포막구조와 유사하므로 곧바로 이용될 수 있는 장점도 있습니다. 또한, 중성지방TG을 낮추는 효과만 있는 피쉬오일에 비해 콜레스테롤까지 낮추는 효과(HDL은 올리는 효과)까지 갖고 있습니다. 아스타잔틴이라는 지용성 항산화 성분까지 들어있어 산패에서도 더 안정합니다. 이렇게 무수한 장점을 갖고 있으나 크릴새우 개체가 급격히 줄고 있어 그런지 매우 비쌉니다. 위에 나온 rTG 오메가3보다도 훨씬 비싸므로 일반적인 복용 목적으로는 추천해 드리지 않습니다.

식물성 오메가3라며 임산부 표적으로 나오는 알지오메가3(Algae Omega-3)가 있습니다. 엄밀히 말하면 식물이 아니니 해조류 오메가3가 맞는 말입니다. '임산부라 EPA는 출혈 위험성 때문에 복용하면 안 되고 DHA만 복용해야 한다.'며 마케팅을 하는데 DHA가 임신·수유부에게 필요한 영양소는 맞지만 EPA 또한 필요한 영양소입니다. 제일 처음에 말씀드렸지요. 둘 다 필수지방산이라고. 임신하면 필수지방산인 EPA가 필요 없는 것이 아닙니다. '출혈 위험성도 3g이상의 EPA+DHA를 장기 복용했을 때 출혈위험이 있을 수 있다.'는 거지 EPA를 먹지 말아야 한다는 말이 아닙니다. 또 해조류에서 추출했기 때문에 중금속 위험에서 안전하다고 하는데 제대로 추출·정제된 피쉬 오일 제품 역시 중금속 등을 다 정제하기 때문에 마찬가지로 안전합니다. 해조류 오메가3는 TG폼이기 때문에 함량이 낮은 단점도 있습니다. 최근에는 특정 해조류에서 인지질(PL: Phospholipid) 오메가3를 추출하기도 하는데 아직은 고가라 상용화되기에는 시일이 필요해 보입니다.

진짜 식물성 오메가3는 알파리놀렌산(ALA)를 공급해주는 아마인(씨)유 제품이 있습니다. 아마씨에서 추출하기 때문에 피쉬오일 같은 비린내가 없습니다. 무미, 무취에 가깝습니다. 피쉬오일과 마찬가지로 가격대가 천차만별인데 마찬가지로 제조방법과 산패도, 수율 때문에 가격 차이가 생깁니다. 반드시 냉온압착(Cold Pressed) 된 제품을 선택해야 합니다. 저비용으로 대량 생산하기 위해 고온에서 압착한 제품은 산패도가 높습니다. 둘째, 유기농 원료를 사용한 제품을 선택해야 합니다. 피쉬오일이 해양중금속 문제가 있다면 식물성 오메가3는 농약 문제가 있습니다. 셋째, 용도에 따라 리그난(Lignan)[1]이 포함된 제품을 선택해야 합니다. 식물성 오메가3를 갱년기에 좋다, 여성용 오메가3다 라고 광고하는 이유가 리그난의 효과 때문인데 리그난이 없는데도 저렇게 마케팅 하는 업체들이 많습니다. 현재 국내 제품 중에 리그난이 충분한 함량으로 들어간 것은 제가 알기로 딱 2개 있습니다.

---

1 리그난(Lignans) 천연 식물성 에스트로겐(Phytoestrogen: 피토에스트로겐)으로 여러 식물에 들어있는데 콩류에 든 아이소플라본과 다르게 플라보노이드 구조가 아닙니다.

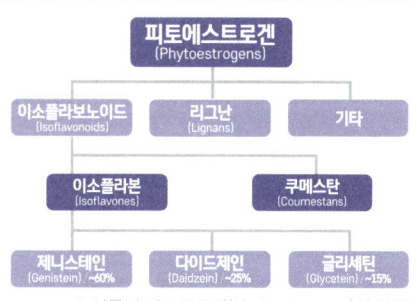

▲ 식물성 에스트로겐(Phytoestrogens)의 종류

에스트로겐 유사효과가 있어 에스트로겐 우세증(Estrogen Dominance)이나 갱년기에 사용됩니다. 이 외에도 전립선, 탈모 등 다양한 곳에 효과가 있음이 밝혀지고 있습니다

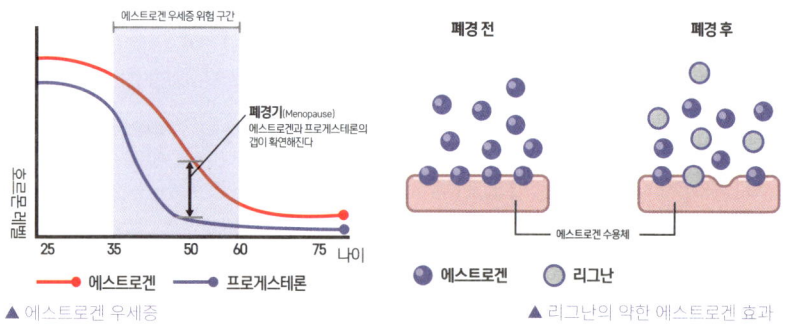

▲ 에스트로겐 우세증   ▲ 리그난의 약한 에스트로겐 효과

| 지방산의 소화&흡수

오메가3는 지방산 중 하나입니다. 특별한 흡수경로가 있는 것이 아니고 일반 지방과 같은 경로로 흡수됩니다. 췌장효소(Lipase)와 담즙산의 도움으로

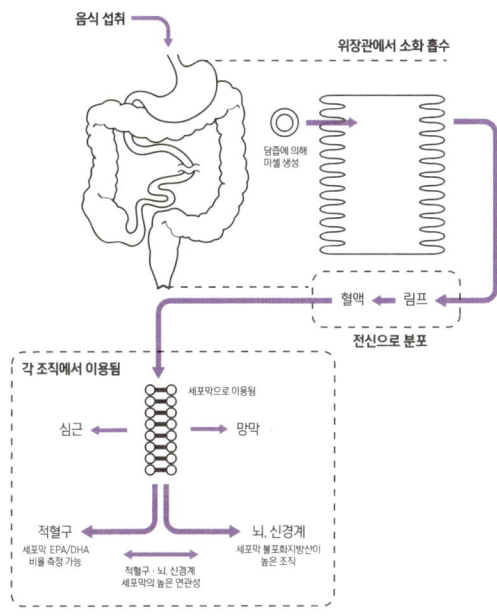

소장으로 흡수된 후 트라이글리세라이드로 재합성, 킬로마이크론 형태로 운반되는 것입니다.

2세대 EE폼 오메가3의 경우 자연계에 존재하지 않는 형태라고 했죠? 에탄올에 지방산이 붙은 형태이기 때문에 Carboxyl-ester hydrolase라는 효소가 있어야 분해가 되고 소장으로 흡수됩니다. 이 효소는 리파아제(Lipase)만큼 인체에 풍부하지 않아 분해에 상대적으로 오랜 시간이 걸립니다. 또한, 이 과정에서 무시할 수준의 미량이지만 에탄올이 생성됩니다. 지방산이 흡수되고 나면 글리세롤이 없으므로 TG형태로 재합성이 어려워 결과적으로 글리세롤

백본이 있는 형태보다 생체이용률이 떨어지게 됩니다.

　오메가3 복용 후 비린내가 올라오는 부작용을 없앴다며 장용코팅캡슐 오메가3가 시판되고 있습니다. 이 제품들은 장에서부터 캡슐이 녹기 시작하므로 위 효소들의 도움을 받는 시간이 줄어들어 결과적으로 생체이용률의 감소로 이어지게 됩니다. 비린내 등의 부작용이 생체이용률보다 우선이라 생각된다면 장용코팅 오메가3를 선택하면 되고, rTG폼이나 크릴오메가3처럼 비린내가 올라오지 않는 제제도 있으니 생체이용률과 위장장애가 둘 다 중요하다 생각하시는 분은 이러한 제제를 선택하면 됩니다. 다만 장용코팅제제는 냄새나는 저품질 원료를 마스킹하기 위해 많이 이용된다는 점을 알고 계세요.

| 월 1만 원짜리 오메가3???

　'비싸고 좋은 제품은 있어도 싸고 좋은 제품은 없다.' 시장경제체제에서는 기억해야 하는 문장입니다. 웬만한 생선 한 마리 분량의 오메가3를 섭취할 수 있는 제품이 월 1만 원도 안 한다? 당연히 의심을 해봐야 합니다.

　오메가3 지방산의 모든 기능은 이중결합 때문에 나타나는데 문제는 이 이중결합이 불안정하다는 것입니다. 때문에 제조과정 중 이중결합이 열에 취약해 쉽게 산패(산화)가 됩니다. 일단 산화가 일어나면 오메가3의 기능이 손실될 뿐 아니라 알데하이드, 케톤체와 같은 때에 따라 해로운 반응을 일으킬 수 있는 물질들이 생길 수 있습니다. 또 제조과정에서 산화된 지방산이 생기게 되면 연쇄적인 반응 때문에 캡슐 내의 다른 오메가3 지방산을 산화시킬 수 있습니다.(Pro-Oxidant로 작용) 특히 EE 폼은 구조적으로도 산화에 불안정합니다. 또한 에탄올 1분자와 EPA 또는 DHA 1분자가 1:1로 결합한 형태로 분자 내의 오메가-3 지방산의 이중결합이 사방에 노출되면서 산화적 공격을 받기가 쉬워집니다. 상대적으로 3개의 지방산이 붙은 rTG폼은 지방산끼리 뭉쳐 산화에 안정합니다.

그래서 오메가3는 산패도가 품질을 결정하는 데 가장 중요한 요소 중 하나입니다. 하지만 한국 기준에는 산패도 검사가 없다는 충격적인 사실! 건강을 위해 복용하는 오메가3인데 관리는 식용유 수준입니다. 아래 한국과 유럽의 기준을 비교해보면 한국 기준이 얼마나 낮은지 알 수 있습니다.

II.2.3.1
오메가-3 지방산 함유 유지

1) 제조기준
  (1) 원재료 : 식용 가능한 어류,
    바닷물범(Pagophilus groenlandicus), 조류(藻類)
  (2) 제조방법
    상기 (1)의 원재료에서 가열, 압착, 헥산을 이용한 추출, 이산화탄소(초임계추출)의 방법으로 유지를 추출하고 여과하여 식용에 적합하도록 함
  (3) 기능성분(또는 지표성분)의 함량 : EPA와 DHA의 합으로서 식용 가능한 어류 유래 원료는 180mg/g 이상, 바닷물범 유래 원료는 120mg/g 이상, 조류 유래 원료는 300mg/g 이상 함유되어 있어야 함
  (4) 제조 시 유의사항 : 에이코사펜타엔산이나 도코사헥사엔산의 함량을 높이기 위한 목적으로 인위적으로 에스테르화시키는 공정을 사용한 것은 제외함

2) 규격
  (1) 성상 : 고유의 색택과 향미를 가지며 이미·이취가 없어야 함
  (2) EPA와 DHA의 합
    (가) 원료성 제품 : 표시량 이상
    (나) 최종제품 : 표시량의 80 ~ 120%
  (3) 잔류용매(mg/kg) : 5.0 이하
    (헥산을 사용한 경우)
  (4) 중금속
    (가) 납(mg/kg) : 3.0 이하
    (나) 카드뮴(mg/kg) : 1.0 이하
    (다) 총수은(mg/kg) : 0.5 이하
  (5) 대장균군 : 음성
3) 최종제품의 요건
  (1) 기능성 내용 : 혈중 중성지질 개선, 혈행개선
  (2) 일일 섭취량
    DHA와 EPA의 합으로서 0.5 ~ 2g
4) 시험법
  (1) EPA와 DHA : III.3.5.1 지방산
  (2) 잔류용매 : [별표 4] 참조
  (3) 납, 카드뮴, 총수은 : [별표 4] 참조
  (4) 대장균군 : [별표 4] 참조

출처: 건강 기능식품의 기준 및 규격 고시(식품의약품 안전처)

이게 끝입니다. 함량과 잔류용매, 중금속 3가지, 대장균.

GOED(Global Organization for EPA and DHA Omega-3s)의 기준을 볼까요?

GOED OMEGA-3

GLOBAL ORGANIZATION FOR EPA AND DHA OMEGA-3

TESTS

Acid value. Maximum 3 mg KOH/g, AOCS Official Method Cd 3d-63

Peroxide value. Maximum 5 meq/kg; AOCS Official Method Cd 8-53

Anisidine value. Maximum 20; AOCS Official Method Cd 18-90

TOTOX. Maximum 26 (result of calculation, (2 x PV) + AV)

PCBs, Dioxins, Furans and Dioxin-like PCBs

PCBs. Maximum: 0.09 mg/kg, EPA Method 1668
Total PCBs should be expressed on a weight/weight basis as a sum of all 209 congeners. Note that it is not necessary to elute all 209 individual congeners to verify compliance.

PCDDs and PCDFs. Maximum 2 pg WHO-PCDD/F-TEQ/g
Dioxin limits include the sum of polychlorinated dibenzo-*para*-dioxins (PCDDs) and polychlorinated dibenzofurans (PCDFs) and are expressed in World Health Organization (WHO) toxic equivalents using WHO-toxic equivalent factors (TEFs). This means that analytical results relating to 17 individual dioxin congeners of toxicological concern are expressed in a single quantifiable unit: TCDD toxic equivalent concentration or TEQ.

Dioxin-like PCBs: Maximum 3 pg WHO-TEQ/g
*The "Dioxin-like" PCBs include Non-Ortho PCBs (PCB, 77, 81, 126, 169) + Mono Ortho PCBs (PCB 105, 114, 118, 123, 156,157,167, 189)
The name and TEF values are listed in the 2005 World Health Organization Re-evaluation of Human and Mammalian Toxic Equivalency Factors for Dioxins and Dioxin-like Compounds.

Total Dioxins, Furans and dioxin-like PCBs: Maximum 4 pg WHO-TEQ/g for all products manufactured before December 31, 2012, at which point the limit will be a maximum 3 pg WHO-TEQ/g.

다이옥신부터 각종산패도 검사 중금속 검사 농약검사 전부 합니다. 겹치는 항목도 훨씬 타이트하게 관리됩니다.

난 메이드 인 캐나다 제품을 먹고 있는데 하시는 분들이 계십니다. 제조 공장이 캐나다에 있다는 것이지 캐나다 원료를 사용한 것이 아닙니다. 국내 기준처럼 잔류용매, 납, 카드뮴, 수은, 대장균군 기준만 통과한 원료의 가격과 EMAS, IFOS, GOED 등 유럽, 미국 기준처럼 까다로운 산패도, 농약, 방사능, 독성유기물 기준을 통과한 원료의 가격이 같을 수 없습니다. 느슨한 국내 기준만 통과하도록 각종 검사를 생략한 저질 원료를 사용해야만 6개월 분 2~6만원이라는 소비자가가 나올 수 있습니다. 고품질의 원료를 사용한 제품이라면 월1.5~2만원 이하로 떨어지기 어렵다는 점을 기억하세요. 메이드 인 코리아 홍삼 한 달분 만원 하면 역시 홍삼은 한국산이지 하면서 믿으실 건가요?

제 생각엔 국내 관리기준이 유럽이나 미국 수준으로 강화된다면 아마 실제 시판중인 오메가3 제품의 90% 이상은 함량 미달에 산패도 초과로 시장에서 퇴출될 것으로 생각됩니다. 심지어 국내뿐 아니라 전 세계를 놓고 봐도 시판 제품 80% 이상은 문제가 있다고 봅니다.

[Oxidation levels of North American over-the-counter n-3 (omega-3) supplements and the influence of supplement formulation and delivery form on evaluating oxidative safety], 2015를 통해 캐나다 유통 중인 49개 브랜드 171개 오메가3 제품의 산패도 결과를 보겠습니다.

LISTING OF THE PRODUCT AND BRANDS TESTED
(PRESENTED IN ALPHABETICAL ORDER)

1. A-vogel (Bioforce AG, Swizerland)
2. Alterra Kids (Les Importations Herbsante Inc., Canada)
3. Bell (Bell Lifestyle Products Inc., USA)
4. Benefishial (Pivotal Therapeutics Inc., Canada)
5. Cardio Strong (Platinum Naturals, Canada)
6. Carlson (J.R. Carlson Laboratories Inc., Norway)
7. David Health International (David Health International, Canada)
8. Efamol (Flora Manufacturing, Canada)
9. Flora (Flora Manufacturing, Canada)
10. Garden of Life (Trophic Canada, Canada)
11. Genuine Health (Genuine Health, Canada)
12. Green Pasture (Green Pasture Products, USA)
13. Innovite Health (Inno-Vite Inc., Canada)
14. iVita Omega-3 (Vita Health Products Inc., Canada)
15. Jamieson (Jamieson Laboratories, Canada)
16. Kirkland Signature (WN Pharmaceuticals, Canada)
17. Kyolic (Purity Life Health Products, Canada)
18. Minami Nutrition (Minami Nutrition, Belgium)
19. Naka (Naka Herbs and Vitamins Limited, Canada)
20. Natural Factors (Natural Factors, Canada)
21. Naturally Organic (Naturally Organic Nova Scotia Organic Health Products Ltd, Canada)
22. Nature's Harmony (Purity Life Health Products, Canada)
23. Nature's Way (Nature's Way of Canada, Canada)
24. New Chapter (New Chapter Inc., USA)
25. Net Roots Herbal (Net Roots Herbal Inc., Canada)
26. Newfoundland (David Health International, Canada)
27. Nordic Naturals (Nordic Naturals Inc., Norway)
28. Northern Seas (Northern Seas, Canada)
29. Norwegian Gold (Renew Life Canada Inc., Canada)
30. Now (Now Foods, Canada)
31. Nu-Life (Nu Life North America, Canada)
32. NutraSea (Ascenta Health, Canada)
33. OilSmart (Renew Life Canada Inc., Canada)
34. Omega Factors (Natural Factors, Canada)
35. Organika (Organika Health Products Inc., Canada)
36. Platinum (Platinum Naturals, Canada)
37. Prairie Naturals (Prairie Naturals, Canada)
38. Progressive Nutritional Therapies (Progressive Nutritional Therapeutics, Canada)
39. Sea-licious (GAB Innovations, Canada)
40. Seven Seas (Merck. UK)
41. Sisu (Sisu Inc., Canada)
42. Summit Supplements (Summit Supplements, Canada
43. Sun Force (Sunforce International products Inc., USA
44. Swiss Natural (Swiss Herbal Remedies, Canada)
45. Terra Nova (NuTran Furs Inc., Canada)
46. TriStar Naturals (TriStar Naturals, Canada)
47. Trophic (Trophic Canada, Canada)
48. Vitalux Plus (NutriCorp International, Canada)
49. Webber Naturals (WN Pharmaceuticals, Canada)

GOED를 비롯한 여러 단체(CRN: the Council for Responsible Nutrition, IFOS: International Fish Oil Standards 등)에서는 오메가3의 산패도를 Acid value, PV(Peroxide value), AV(Anisidine value), TOTOX value(Total Oxidation value)로 평가합니다. TOTOX는 (2xPV)+AV 로 계산합니다. 국제 기준으로 인체에 적용할 오메가3 제품은 적어도 아래 수치는 넘지 말아야 한

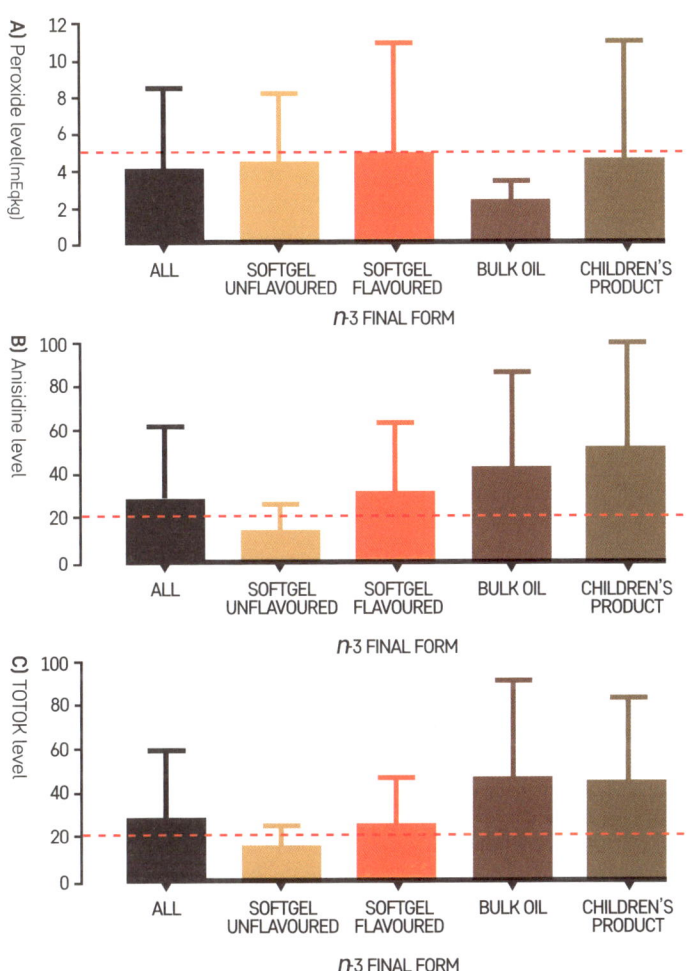

다는 겁니다.

171개 제품 중 50%가 기준미달(산패도 초과, 즉 썩은 기름)로 나왔습니다. 놀라운 수치군요. 아이들용 오메가3 해외직구해서 많이들 먹이시죠? 이 논문에 따르면 특히 어린이용 제품이 기준을 훌쩍 초과했다는 겁니다. 꼭 기억하셔야겠습니다.

뉴질랜드는요? 2015년 1월에 네이처에 기고된 내용을 소개해 드립니다.

[Fish oil supplements in New Zealand are highly oxidised and do not meet label content of n-3 PUFA], 2015

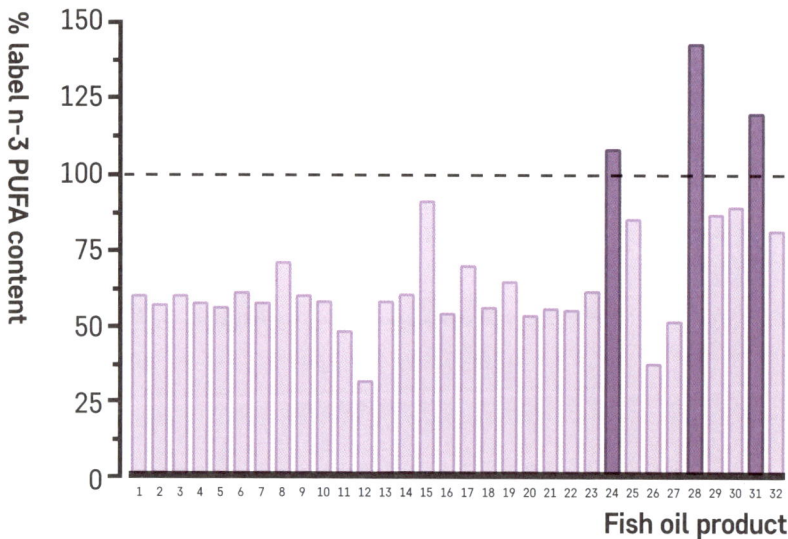

뉴질랜드 시판제품 32개 중에 본인들이 넣었다는 만큼의 함량이 나온 제품이 3개뿐이었습니다. 월 만원짜리 오메가3가 함량이 높지만 실제 함량은 그렇지 않다는 것입니다. 국내 기준상 표기 함량 80~120%를 허용하기 때문에 1000이라고 적혀있어도 실제는 800일지 1200일지 모릅니다. 국내에서는 단가를 낮추기 위해 800을 넣고 1000이라 표기해도 무방하고, 해외 제품의 예를 보면 사실 800만 들어있어도 다행이라고 볼 수 있습니다. 함량이야 부족해도 두 배로 먹으면 해결되니 사기는 쳤지만 죄질이 나쁜 편은 아닙니다. 문제는 산패도.

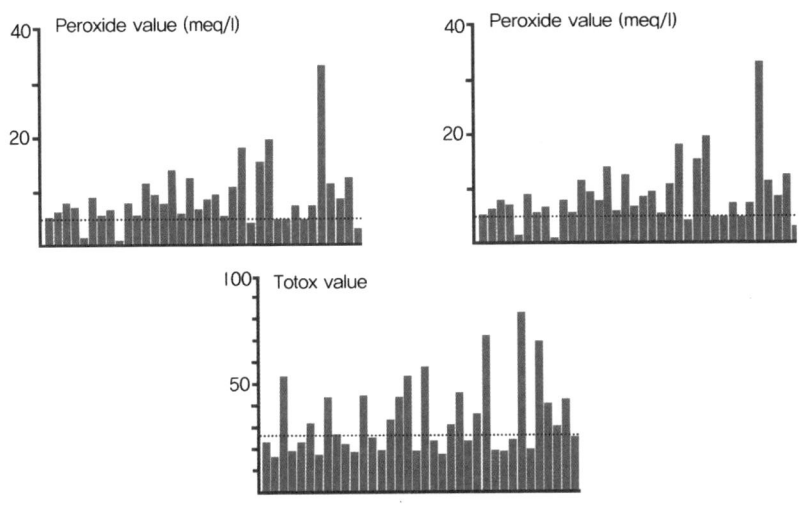

Fish oil product

한 눈에 봐도 절반 이상이 산패도 기준 초과입니다. 썩은 오메가3라는 소리죠. TOTOX value가 25면 '와~ 좋은 제품이다~~~??' 아닙니다. 26이 넘으면 썩은 오메가3라는 말이니 썩기 직전의 제품이라는 말입니다. 이런 산패된 오메가3를 섭취하면 오히려 건강에 좋지 않습니다. 수백여 개의 오메가3 원료사를 잘 살펴보면 TOTOX value를 5 이하로 관리하는 회사도 있습니다. 통용되는, 섭취해도 안전한 국제 기준이 26일 뿐 정말 고품질 오메가3는 5이하로도 관리할 수 있다는 말입니다. 이정도로 신선한 고품질 오메가3를 복용해보면 기존에 오메가3를 먹고 비위가 상했던 분들도 아무 문제없이 복용할 수 가 있습니다. '내가 오메가3에 부작용이 있다.'가 아니라 '저품질의 오메가3를 복용해 와서 그렇다.'라고 볼 수 있습니다. 이렇게 보면 국제기준인 산패도조차 관리하지 않는 국내 유통 제품들 걱정하는 이유를 아시겠죠?

식물성 오메가3 역시 단가를 낮추기 위해 냉온압착원료를 10%넣고 나머지 90%를 저가의 원료로 채워도 소비자는 알 수 없습니다. 약사도 알 수 없어요. 산패도 검사를 직접 하지 않는 이상 어떻게 알 수가 있겠습니까. 그래서 저가의 오메가3를 피하라고 말씀드리는 것입니다. 좋은 원료를 쓰면 한없이 쌀 수가 없습니다.

오메가3는 지방산은 빛과 산소, 온도에 민감합니다. 때문에 원료 못지 않게 포장형태가 중요한 제품입니다. 투명한 플라스틱 병에 포장해 놓은 오메가3가 있는가 하면 갈색 차광병이나 불투명 병에 포장해 놓은 제품이 있습니다. 당연히 후자를 선택해야 하며 최근에는 산소차단제와 차광포장을 한 제품까지 출시되고 있습니다. 액체 상태로 병에 들어있는 제품은 복용할 때마다 산소와 접촉하게 됩니다. 가능한 한 빠르게 섭취할 것을 권장합니다.

현대인의 식이가 필수지방산 불균형상태니 오메가3 섭취는 필수적입니다. 생선을 자주 먹어도 되는데 생선 한 마리 가격과 오메가3 한 알 가격, 생선 한 마리에 있는 중금속과 오메가3 한 알에 있는 중금속을 생각하면 고품질 오메가3를 택하는 것이 올바른 방법이라고 봅니다.

오메가3 제품 선택 기준

- EE폼보단 rTG폼, 믿을 수 있는 원료를 사용한 제품 (산패도가 낮은 제품)
- 원산지 세탁 제품 피할 것. 주로 저가 오메가3
  (아무리 유통단계를 줄여도 월 1만원 이하는 힘들다)
- 투명 병으로 된 포장, 참기름처럼 병에 담긴 형태, 장용성 코팅 제품, 여러 성분이 첨가된 제품을 피할 것
- 피쉬 오일, 크릴 오일, 아마씨유 등의 선택은 전문가에게

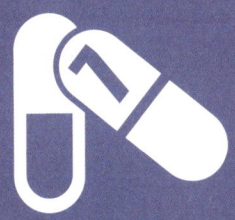

효소 효소 효소.
설탕물에 재운건
효소가 아니다

몇 년 전부터 대한민국은 효소열풍이 불고 있습니다. 검색사이트에 효소만 쳐봐도 발효효소 만드는 법부터 시작해서 효소의 효능과 인기제품 리스트까지 엄청나게 많은 정보를 볼 수 있습니다. 그런데 어떤 글들을 보면 산야초부터 과일, 곡물까지 다양한 재료를 설탕에 푹 재워 놓고 효소라고 말을 하는데 이는 사실 효소가 아닙니다. 산야초에 설탕을 넣고 밀봉을 하면 미생물에 의해 설탕 발효가 일어나는데 이 과정에서 영양성분 등이 잘 분해되어 소화가 잘되는 형태로 바뀌게 됩니다. 다시 말해 효소가 아닌 '산야초발효액'이 올바른 표현입니다. 혹자는 설탕이 단순당인데 발효과정에서 몸에 좋은 자연

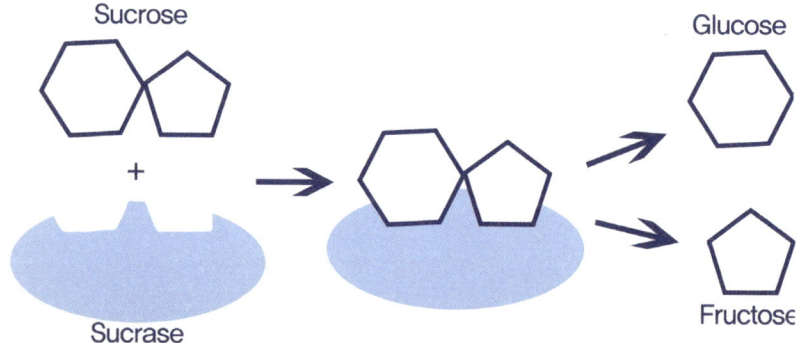

당으로 바뀐다고 합니다. 하지만 설탕(Sucrose)은 포도당과 과당으로 분해될 뿐이고 역시 현대인에 과잉인 영양소입니다. 특히 당뇨환자는 섭취를 피하는 것이 좋고 효소를 복용하고 싶으시다면 진짜 효소 제품을 구입해 드셔야 합니다.

| 진짜 효소(Enzyme)란?

효소는 생명체의 복잡한 화학반응에 관여하는 단순단백질이나 복합단백질을 말합니다. 인체에는 5만여 가지 이상의 효소가 밝혀져 있습니다. 이름을 들어봤을 법한 효소는 소화효소들입니다. 아밀라아제, 리파아제 등의 효소인데 어미에 -아제(-ase)가 붙어 있어 이름만 봐도 효소라는 것을 알 수 있습니다. 워낙 많은 효소가 존재하기에 관용명으로 불리는 것들도 많습니다. 펩신, 트립신, 키모트립신 같은 효소들이죠. 이러한 효소들을 추출해 제품화한 것이 약국에서 흔히 사먹는 소화제 알약 종류입니다.

일반적으로 효소는 아래 그림과 같이 주효소(Apoenzyme)라고 하는 본체 단백이 불활성화 상태로 존재하다가 특정 조건에서 기질(Substrate)를 만나 활성화되어 효과를 나타냅니다. 이때 코엔자임(Coenzyme) 보조효소 (Cofactor)가 있어야만 진정한 효소 (Holoenzyme)가 되어 기능을 하게 됩니다. 자동차에 비유해보면 자동차는 주효소, 운전하는 사람은 기질, 그리고 기질과 주효소가 만나 기능을 하게 하는 연료를 보조효소라 할 수 있습니

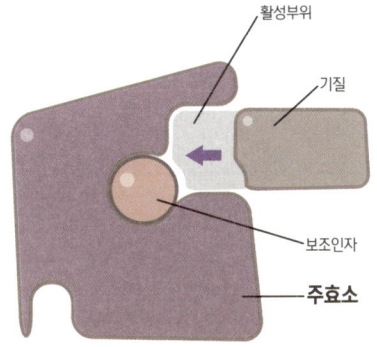

다. 생화학반응에 이용되는 수많은 효소의 조효소로서 사용되는 물질이 수많은 비타민과 미네랄입니다. 그러므로 고른 영양섭취가 뒷받침되어야만 효소 작용이 활발해지고 몸이 정상적으로 작동하게 됩니다.

효소는 크게 체내효소(잠재효소)와 체외효소로 구분합니다. 체외효소는 음식물로부터 섭취할 수 있는 효소를 말하고, 체내효소는 인체가 생성·분비하는 효소인데 음식물 소화에 쓰이는 소화효소(Digestive Enzymes)와 생명활동에 쓰이는 대사효소(Metabolic Enzymes)로 또 분류할 수 있습니다.

효소의 권위자인 Dr. Edward Howell은 "Enzyme Potential"을 주장합니다. 사람마다 정해진 효소량을 갖고 태어난다는 것인데 논란의 여지가 있지만 다음처럼 재해석할 수 있습니다.

'잘못된 식습관으로 음식물로 섭취하는 효소량이 줄면, 몸은 많은 에너지를 효소 생성에 사용하여 상대적으로 다른 대사기능이 줄어든다. 그러다 보면 항상성이 깨져 각종 질환에 노출될 확률이 올라간다.' 노화 때문에 몸의 기능이 떨어지듯 효소 생성량도 나이가 들수록 점점 줄어듭니다. 여기에 대입해 보면,

- 잘못된 식이요법으로 줄어든 효소 → 각종 질환 야기, 노인성 질환과 유사
- 노화 때문에 줄어든 효소 → 각종 노인성 질환 야기

정도로 정리할 수 있을 것 같습니다.

'효소 부족형 식단이면 노화 관련 질병 노출이 많아진다.'

[효소를 충분하게]

01 효소가 풍부한 음식을 평소에 섭취하는 것이 중요합니다. 즉 인스턴트(가공식품)를 피해 식단을 구성해야 합니다.

02 효소제품을 복용합니다. 약국의 효소 포함 소화제 또는 더욱 고함량의 소화효소와 동물성 효소, 식물성 효소를 함유한 제품들이 있습니다. '원료약품 분량'이나 '원료명'을 보면 -아제, -아제처럼 실제 효소가 들어있는 것을 확인할 수 있습니다.

03 각종 곡물, 과일, 채소를 발효해 만든 제품을 섭취합니다. 산야초를 설탕에 재운 '산야초 발효액'과 유사한 제품들로 집에서 만들 때보다 위생적인 환경에서 곰팡이 오염 걱정 없이 복용할 수 있습니다. 한국에서 '효소'라는 이름을 달고 판매되는 대부분 제품들이 이러한 발효식품인데 효소가 없거나 미량 함유하고 있으므로 엄밀히 말하면 효소가 아닙니다. 위에 말씀드린 대로 발효된 식품의 영양소가 소화·흡수가 쉬우므로 효소분비가 많이 필요하지 않습니다. 효소는 특정 조건에서 활성화된다고 앞서 말씀드렸습니다. 특정 조건을 이루는 것들이 바로 온도, pH, 물 등인데 액체상태의 효소 제품은 방부제를 넣지 않는 한 미생물 컨트롤이 안 되고, 멸균한다고 열처리를 하면 효소가 변성되며, 물속에서 효소 활성이 정지되지 않기 때문에 결국에는 효소가 하나도 남지 않습니다. 따라서 발효제품을 선택할 때에는 액체가 아닌 동결건조 등의 방법으로 효소를 불활성화 상태로 만든(가루, 환제, 캡슐 등으로 가공된) 제품을 드셔야 합니다.

열풍이 불고 있는 효소제품. 엄밀히 말해 '발효가공제품'은 꾸준히 복용하면 건강에 도움을 줄 수 있으며, 특정 질환이나 목적을 가지고 복용할 때에는 실제 효소가 포함된 '효소'제품을 복용해야 함을 기억하세요. 물론 가장 중요한 것은 인스턴트(가공식품)를 줄이는 일입니다.

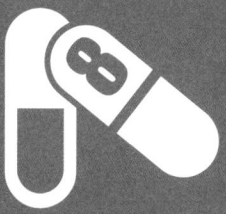

십 년이면 강산이 변한다는데
수십 년 된 삐*, 아로**은
현대인에 적합한가?

과거에는 생존 자체가 문제였습니다. 그래서 기아, 영양소 결핍증, 각종 감염증이 대표적인 질환들이었습니다. 못 먹어서 생긴 병이기 때문에 영양소만 잘 공급해줘도 대부분 치료가 잘 되었습니다. 이 시기에 나왔던 비타민제가 삐*, 아로**입니다.

　현대에 들어서면서 먹고 사는 문제가 많이 해결되었습니다. 영양부족의 시대에서 영양과잉, 영양과잉불균형의 시대가 온 것입니다. 그런데도 현대인에게는 더욱 많은 용량의 비타민이 요구됩니다. 현대인의 적 '스트레스'가 비타민을 고갈시키기 때문입니다. 과거보다 육체적 스트레스는 비교적 줄었으나 정신적 스트레스가 더 많이 늘었습니다. 그 결과 급격한 에너지 소모와 긴장감에 따른 피로가 누적되어 비타민 소모가 늘어납니다. 과거보다 더 많은 음식을 섭취하지만, 비타민이 부족한 이유입니다.

　스트레스로 인해 다양한 비타민, 미네랄이 고갈되지만 그중에서 가장 우선으로 보충해야 하는 비타민이 '항스트레스 비타민'이라 불리는 비타민B군(B

Complex)입니다. 유**행 삐* 시리즈와 일**약 아*** 시리즈가 여기에 해당하는 제품들입니다. 과거 비타민 결핍을 예방하기 위해 출시된 제품이라 현대인이 복용하기엔 상대적으로 함량이 낮습니다.

간단히 표로 정리해보겠습니다.

CONDITION	과거	현대
주요질환	영양소 결핍증 각종 감염증	영양과잉·불균형으로 오는 대사질환·면역질환
열량	절대 부족	충분
비타민·미네랄	비타민·미네랄이 풍부한 계절식품을 섭취하나 절대량 부족	가공식품 섭취량 대비 부족
스트레스	육체적 ●●●●● 정신적 ●○○○○	육체적 ●●●○○ 정신적 ●●●●●
영양제	비타민 결핍을 예방하기 위한 용량의 비타민제	빠르게 고갈되는 비타민에 대응하는 고함량 비타민제

삐*과 아***은 아직도 회사의 대표 제품으로 광고할 정도로 브랜드가치가 큰 제품들입니다. 하지만 이 회사들도 티비 광고를 안 할 뿐 고함량 비타민 제품을 출시했습니다.

다음은 같은 회사에서 나온 기존 비타민 제품(왼쪽)과, 최근 출시한 비타민 제품(오른쪽)의 비교표입니다. 한눈에 봐도 엄청난 함량 차이가 보이죠? 함량도 훨씬 높고 더 많은 비타민이 함유되어 있습니다. 가격 또한 비슷하거나 오히려 더 저렴하기도 합니다.

성분 (mg/1정)	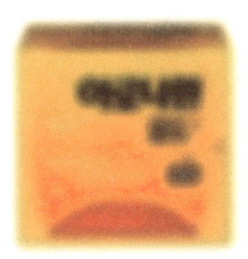 아XXX X드 1일 2정 복용	 엑XXXB 1일 1~2정 복용
B1	50 *활성형 푸르설티아민	50 *활성형 푸르설티아민
B2	2.5 *활성형 리보플라빈부티레이트	50
B6	2.5 *활성형 인산피리독살	50
B12	5.22ug *활성형 히드록소코발라민아세테이트	50ug
C	70	50
E	20	25
B3		50
B5		50
이노시톨		50
셀레늄		25ug
인산수소칼슘 수화물		100
마그네슘		30.2
아연		15
D		250IU
엽산		0.25
비오틴		50ug

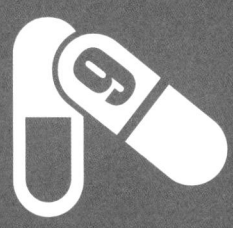

젊게 살고 싶다면
항산화제 하라

| 활성산소(Free Radica)

현대사회는 스트레스, 대기오염, 자외선, 전자파, 세균이나 바이러스감염, X선이나 방사선에 접촉 등에 의해 활성산소(Free Radical)가 발생하기 매우 쉬운 환경입니다. 미디어에서도 병의 근원이라며 활성산소에 대해 다루고 있고, 블루베리니 적포도주가 몸에 좋으니 하는 것도 항산화물질인 폴리페놀, 안토시아닌이 풍부하기 때문이죠.

활성산소는 숨을 쉴 때도 만들어집니다. 사람은 산소를 들이마셔서 세포 내의 당분이나 지방을 연소해 에너지를 만들고 있는데, 이때 체내에 들어온 산소의 약 2%가 활성산소(Free Radical)가 됩니다. 이 활성산소는 나쁜 녀석 취급을 받지만, 우리 몸에 아주 중요한 역할을 하는 없어서는 안 될 물질이기도 한데요. 몸속에 들어온 바이러스, 세균, 곰팡이 등을 퇴치해 감염을 막아주는 역할을 하기 때문입니다. 쓰고 남은 활성산소는 세포질이나 미토콘드리아에서 자체적으로 만든 SOD, Catalase, GPX 같은 효소에 의해 제거가 되는데, 문제는 위와 같은 특정조건(스트레스, 환경, 염증성 질환 등)에서 과도하게 생성이 되면 세포 구성성분인 단백질, 지방, 효소, DNA 등을 무차별 공격하고, 산화시켜 문제를 일으킵니다.

아래 그림처럼 심혈관질환, 피부(노화. 화장품 때문에 이쪽으로 많이 알고 계실 거예요.), 관절, 혈액, 면역 등등 몸 전체에 악영향을 끼칠 수 있다는 뜻이죠.

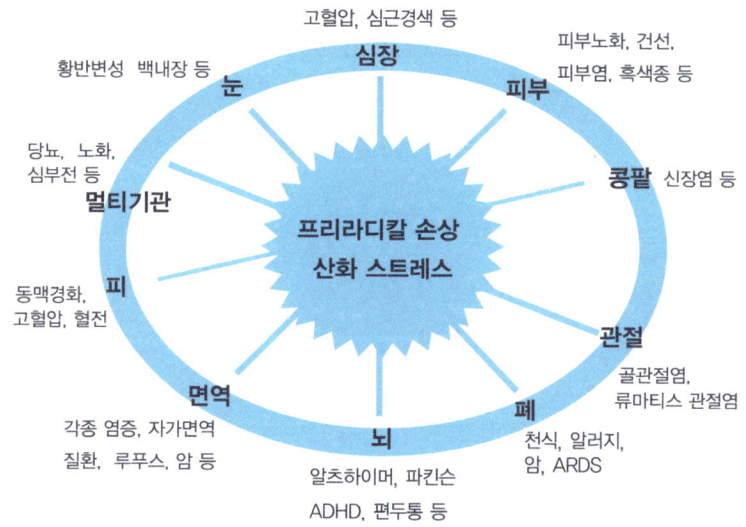

그럼 이런 과도한 활성산소를 줄이기 위한 항산화제(Antioxidant)가 필요하겠죠?

| 항산화제의 기전, 종류

우리 몸에는 활성산소가 지나치게 많아질 때를 대비해 이를 중화시키는 작용을 하는 항산화 물질인 효소가 존재합니다. 대표적인 것이 SOD라고 불리는 효소입니다. 그런데 SOD는 40세를 넘으면서 급격히 감소하기 시작해 40대 이후에 많아지는 생활 습관병도 반비례하는 경향을 보여줍니다. 이 외에

카탈라아제(Catalase)와 같은 효소, 항산화에 관여하는 미네랄(구리, 셀레늄, 아연, 망간 등), 비타민(A, C, E), 플라보노이드(Flavonoids) 등도 있습니다. 전부 외부에서 보충해주어야 하는 영양소지요.

아래 그림은 항산화제 작용기전인데 보기만 해도 머리가 아파집니다. 항산화 성분은 아래 그림처럼 복잡하게 얽히고설켜 있어 한 가지만 보충하는 것이 아니라 복합적으로 보충해줘야 합니다.(비타민B군도 B1단독보충이 아니라 다 같이 보충해야 한다고 말씀드렸습니다.)

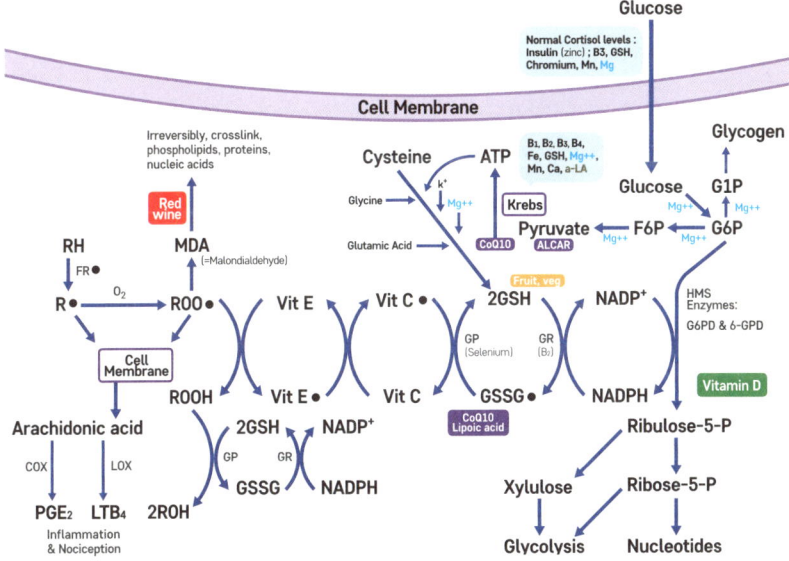

좀 더 단순화한 그림이 아래 있습니다. 이해가 좀 쉽게 되시나요? 항산화제가 활성산소를 제거해 조직 손상을 줄이는 것입니다.

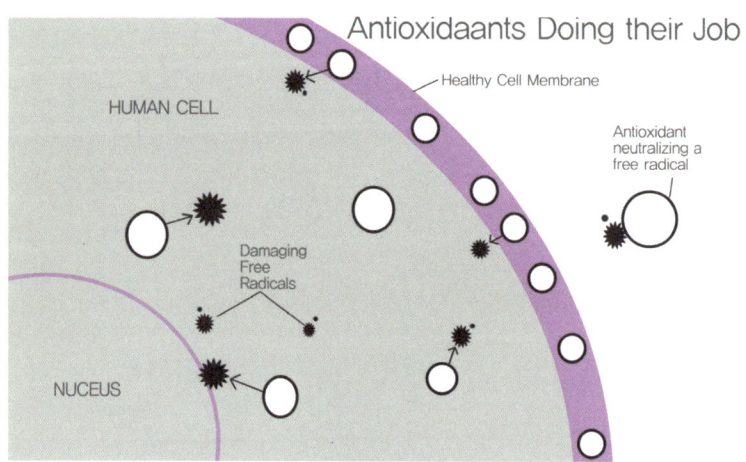

그럼 항산화제 성분은 어디에 많이 들어있나? 이제는 상식처럼 되어버린 색깔과일에 많이 들어있습니다. 주로 바이오플라보노이드와 비타민입니다.

아래는 각 항산화 성분(과일별) 항산화력(ORAC)을 측정한 표인데 아사이베리 동결건조분말이 월등하게 높은 항산화력을 나타내고 있네요. 이 그래프에는 안 나왔지만 비폴렌(화분), 프로폴리스도 상당히 높은 항산화력을 갖고 있습니다.

➕ 항산화제 성분이 많이 들어있는 색깔 과일

적포도(Purple Grape), 청포도(White Grape), 리치(Lychee), 서양배(Pear), 바나나(Banana), 아세롤라(Acerola), 카뮤카뮤(Camu Camu), 아로니아(Aronia), 나시(Nashi), 푸룬(Prune), 아프리콧(Apricot), 크랜베리(Cranberry), 키위(Kiwi), 블루베리(Blue Berry), 울프베리(Wolf Berry), 패션프루츠(Passion Fruit), 월귤(Bilberry), 석류(Pomegranate), 아사이베리(Acai Berry)

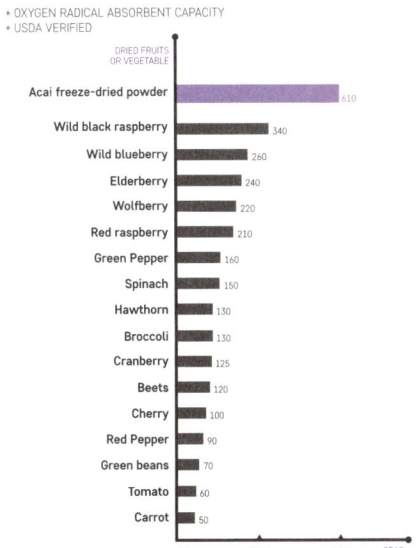

플라보노이드 중에 OPCs(Oligomeric Proanthocyanidins)라고 하는 다른 항산화제에 비해 활성산소(Free Radical)를 제거하는 부분을 많이 가진 성분이 있습니다. 아래 그림처럼 팔다리가 많으니 훨씬 강력한 항산화효과를 나타냅니다.

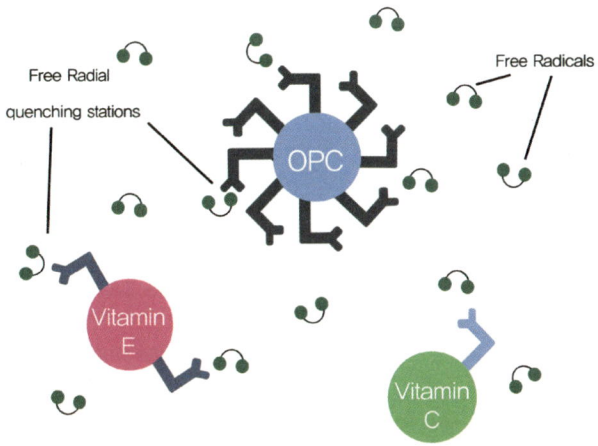

소나무껍질에서 추출한 OPCs는 가장 효과가 좋고 많이 연구되었습니다. 아무 소나무가 아니고 프랑스 해안 송에서 추출해야 효과가 좋게 나옵니다. 고려인삼이 알아주는 것처럼, 영국산 프로폴리스가 알아주는 것처럼 추출물은 기원약재가 중요합니다. 똑같은 사과를 먹어도 재배지에 따라 맛이 다른 것처럼요. 프랑스 해안 송에서 추출한 OPCs는 Pycnogenol®이라는 상품명을 가지고 있습니다. 원료가 워낙 비싸 이 오리지널 원료를 쓴 제품은 해외건 국내건 손에 꼽을 정도로 찾기 쉽지 않고, 고함량 제품은 더 찾기 어렵습니다.

많은 역할을 하는 항산화제. 만능처럼 보이지만 단독사용보다 다른 약과 병용 투여해야 훨씬 뛰어난 효과를 발휘하니 '누가 먹어봤더니 좋더라~'하는 말 따라가지 마시고 꼭 상담을 통해 필요한 영양소, 약과 같이 복용하세요.

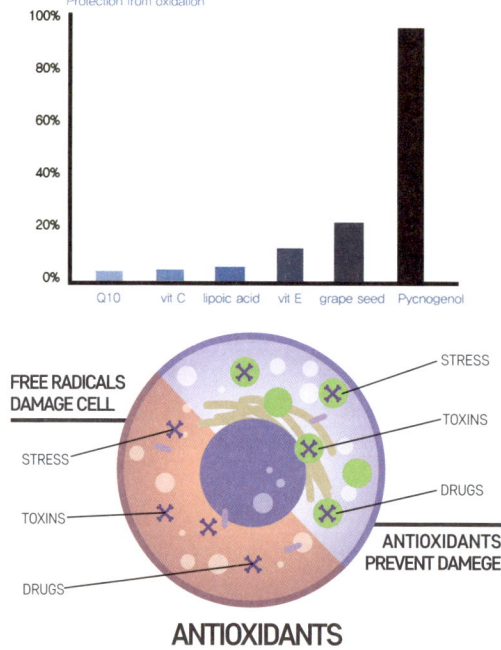

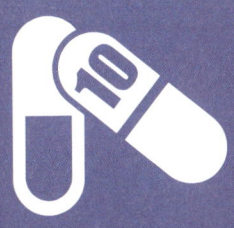

하루 세 번, 하루 한 번 먹는 약,
식후 30분, 식전 약 왜 다를까?

- 하루 세 번 식후 30분 드세요.
- 하루 두 번 아침, 저녁으로 드세요.
- 매일 저녁(아침, 점심)에 드세요.
- 일주일에 한 번 드세요.
- 한 달에 한 번 드세요.

약마다 다르지만, 대부분의 복약지도는 하루 3번, 식후 30분인 경우가 많습니다. 약사가 하는 일 없이 '식후 30분'밖에 안 한다고 욕을 많이 먹는데, 좀 더 과학적인 방법을 통해 왜 하루 세 번 혹은 두 번 등등 먹어야 하는지 알아보겠습니다. 일반적으로는 까먹지 말고 복용하란 의미에서 식후 30분을 사용합니다.

| 약물동태학 PK(PHARMACOKINETICS)

PK(Pharmacokinetics), 한국말로 약물동태학. 즉, 약물이 몸속에서 어떻게 흡수되고 대사되고 배설되는지에 대한 학문이 있습니다.

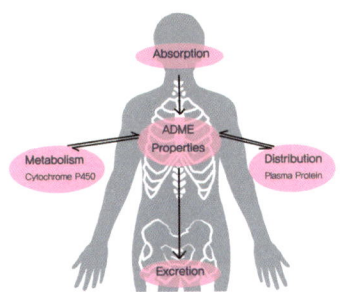

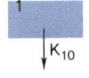
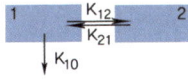
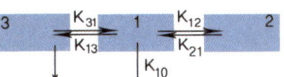

one-compartment

$$\frac{dC_1}{dt} = -K_{10}C_1$$

two-compartment

$$\frac{dC_1}{dt} = -(K_{10}+K_{12})C_1 + K_{21}C_2$$

$$\frac{dC_2}{dt} = K_{12}C_1 - K_{21}C_2$$

three-compartment

$$\frac{dC_1}{dt} = -(K_{10}+K_{12}+K_{13})C_1 + K_{21}C_2 + K_{31}C_3$$

$$\frac{dC_2}{dt} = K_{12}C_1 - K_{21}C_2$$

$$\frac{dC_3}{dt} = K_{13}C_1 - K_{31}C_3$$

$$vd = \frac{k_e \times V_1}{\lambda_2} \qquad AUC = \frac{F \times Dose}{ke \times V_1}$$

$$T_{max} = \frac{\ln(k_a) - \ln(\lambda_1)}{k_a - \lambda_1} \qquad CL_{iv} = k_e \times V_1$$

$$T_{1/2, slow} = \frac{\log 2}{\lambda_2} \qquad T_{1/2, fast} = \frac{\log 2}{\lambda_1}$$

where
$$\lambda_1 = 1/2 \left((k_{12} + k_{21} + k_e) + \sqrt{(k_{12} + k_{21} + k_e)^2 - 4k_{21} \times k_e} \right)$$

$$\lambda_2 = 1/2 \left((k_{12} + k_{21} + k_e) - \sqrt{(k_{12} + k_{21} + k_e)^2 - 4k_{21} \times k_e} \right)$$

보기만 해도 머리 아픈 학문입니다. 몸을 가상의 구획으로 나누고 들어갔다 나왔다 없어졌다……. 적분… 적분……. 어떻게 하더라.

약물동태학 프로필(PK Profiles)은 약물이 언제 피로 흡수되는지 언제 최대로 흡수되고 얼마나 지나면 배설되는지를 나타내는 그래프입니다. 먼저 아래 그림을 통해서 간단하게 개념을 짚고 넘어가지요.

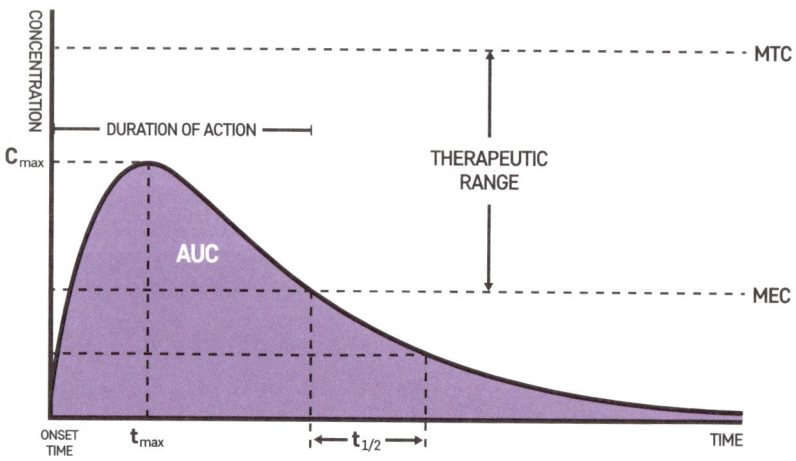

- X축은 시간, Y축은 약물 혈중농도 입니다.
- MEC라고 보이시죠? 최소 유효농도로 피 속에 이 정도는 약물이 존재해야 약효가 나온다는 말입니다. 당연히 약물마다 다릅니다.
- Onset time은 약 먹은 뒤 약효가 나타나기 시작하는 시간으로 혈중농도가 MEC에 도달했을 때입니다.
- MTC. 독성을 나타내는 최저 농도. 반대로 말하면 약물이 이 농도보다 높으면 부작용(독성)이 나오기 시작한다는 말입니다.

그래서 MEC-MTC의 차이를 치료영역TI(Therapeutic Index)이라고 합니다. 대부분 약물은 이 치료영역TI가 넓어서 권장 복용량의 두 세배, 10배쯤 먹어도 큰 문제가 생기지 않습니다. 하지만 고혈압약이나 당뇨약, 혈전 관련 약물 등은 치료영역TI가 좁아서 잘못 복용하면 바로 부작용이 나타나게 되죠.

- Cmax는 혈중 최고 농도, Tmax는 약물이 최고농도에 도달한 시간, T1/2는 반감기(약물이 절반으로 줄어드는 데 걸린 시간)
- Duration of action은 약효가 나타나는 기간으로 혈중농도가 MEC를 넘어서는 시간부터 다시 MEC이하로 떨어질 때까지입니다.

이렇게 기본 개념을 잡은 다음에 하루 한 번 먹는 경우를 예를 들어보겠습니다.

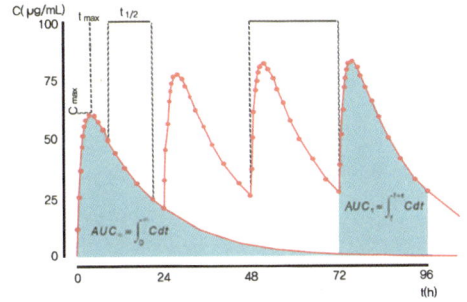 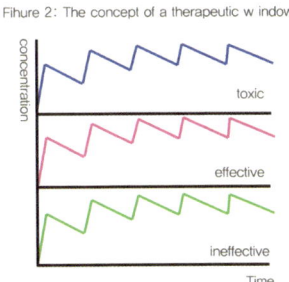

Fihure 2: The concept of a therapeutic w indow

24시간마다 약을 먹었습니다(아침인지 저녁인지는 그래프에서 알 수가 없습니다). MEC가 표시되어있지 않지만 짐작해보건대 25ug/mL인 것 같습니다. 그래서 25ug/mL 밑으로 떨어지지 않게 24시간 마다 복용을 하는군요. 만약 이 약을 하루 두 번씩 먹게 된다면? MTC를 넘어가게 되어 부작용이 나올 것으로 예상해 볼 수 있습니다. 약을 깜박하고 안 먹었을 때의 상황도 예측할 수 있을 것입니다.

약물이 체내에서 언제 흡수되고 언제 소실되는지는 각 약물의 고유한 특성입니다. 그러니 6시간마다 MEC 밑으로 떨어지는 약물들은 하루 세 번 먹어야 합니다. 그냥 하루 세 번 식후 30분이 나온 것이 아닙니다.

위에서 말한 것을 모두 합한 그림입니다. 더해서 서방형제제(Sustained Release, Controlled Release)에 대한 개념도 들어있네요.

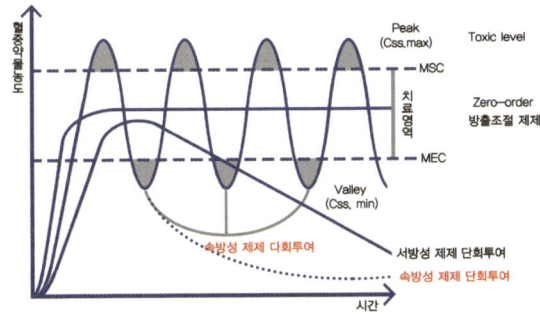

약물 자체가 위에 예를 들었던 것처럼 몸속에 오래 머물러 있으면서 약효를 내면 좋을 텐데 대부분의 약물은 금방금방 몸에서 없어져 버립니다. 그래서 하루 세 번씩 약을 챙겨 먹기 너무 귀찮은 분을 위해 나온 것이 서방형제제(SR, Sustained Release)입니다. 제제기술을 통해 몸에서 천천히 방출되게 만든 것인데 대표적인게 다들 아시는 노란색 상자에 든 타이**입니다. 2015년인가부터 빨간색 포장으로 바뀌었지요. 정확한 이름은 타이**ER(Extented Release, SR과 이름만 다름)로 2정씩 8시간마다 복용하게 나왔습니다. 일반 타이레놀이 1~2정씩 매 4~6시간마다 복용하는 것보다 편리합니다. 체내 약물농도가 꾸준히 유지가 되니 지속적인 통증에 주로 사용됩니다. 병원에서는 타이**ER을 2정씩 1일 3회로 처방하는 경우가 많은데 좀 과한 용량이 아닌가 생각됩니다. 물론 치료영역(TI)이 넓은 약물이라 큰 문제는 없지요.(술 먹거나 간이 안 좋다거나 하는 경우 제외)

식전에 먹어야 하는 약은 위산에 불안정한 약, 음식물과 상호작용으로 흡수가 줄어드는 약. 식후 즉시 혹은 식사 중간에 복용해야 하는 약은 강한 산성에서 흡수가 잘 되는 약, 음식물에 의해 흡수가 증가하는 약, 위 자극이 강해 음식물로 보호해야 하는 약입니다.

이처럼 복용법이 특이한 약물은 약국에서 복약지도를 꼭 해주니 집중해서 들으세요!

'내 몸속에 일정한 약물 농도를 유지해야 하므로 정해진 시간에 약을 먹어야 한다.'

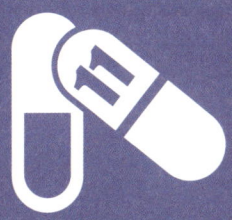

해외 건강기능식품
조심해서 선택하세요

함량은 한국 제약회사보다 훨씬 높고 가격은 반값밖에 안 되니 너도나도 아이∗∗.com에서 약 쇼핑(정확히는 Dietary Supplement)을 합니다. 각각의 약물 상호 작용(Drug Interaction)은 알 수도 없는데 '누가누가 좋더라~' 하면 다 사서 한꺼번에 먹습니다.

- ▶ 업 체 명 : ▇▇▇▇▇
- ▶ 업 종 명 : 건강기능식품전문제조업
- ▶ 처 분 명 : 과징금부과
- ▶ 위 반 내 용 : ○건강기능식품에관한법률 제24조제1항 위반 - 위반내용 : 기능(지표)성분이 부…
- ▶ 처 분 일 자 : 2014.02.24

- ▶ 업 체 명 : ▇▇▇▇▇▇▇
- ▶ 업 종 명 : 건강기능식품전문제조업
- ▶ 처 분 명 : 영업정지및해당제품폐기
- ▶ 위 반 내 용 : 기능성 지표성분 초과 건강기능식품을 판매의 목적으로 제조
- ▶ 처 분 일 자 : 2014.01.22

▶ 업 체 명 : ▮▮▮▮▮
▶ 업 종 명 : 건강기능식품전문제조업
▶ 처 분 명 : 품목제조정지
▶ 위 반 내 용 : ▮▮▮▮제품을 제조하면서 사면포장기의 노후화로 포장제품의 일부가 짧게 절단…
▶ 처 분 일 자 : 2014.01.10

▶ 업 체 명 : ▮▮▮▮▮
▶ 업 종 명 : 건강기능식품전문제조업
▶ 처 분 명 : 품목제조정지
▶ 위 반 내 용 : 식품첨가물용 황산아연이 아닌 시약용 황산 아연을 첨가하여 자사제품(▮▮▮▮…
▶ 처 분 일 자 : 2014.01.08

▶ 업 체 명 : ▮▮▮▮▮
▶ 업 종 명 : 건강기능식품전문제조업
▶ 처 분 명 : 과태료부과

위 표를 보시면 많은 업체들이 건강기능식품제조 상의 법규들을 위반하여 처분을 받은 것을 볼 수 있습니다. 땅덩어리 작은 한국에서도 이만큼 자주 문제가 되는데, 사업의 천국인 미국에서는 과연 얼마나 많은 문제가 생길까요?

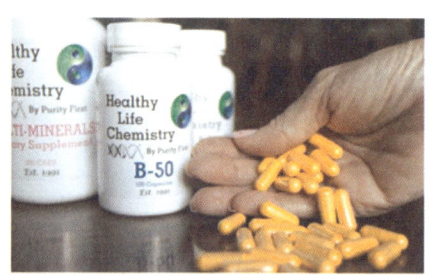

FDA official: 70% of supplement companies violate agency rules

Updated August 23, 2013 3:26 PM
By DELTHIA RICKS delthia.ricks@newsday.com

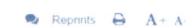

About 70 percent of the nation's supplement companies have run afoul of the U.S. Food and Drug Administration's manufacturing regulations during the last five years, according to a top agency official. (Aug. 16, 2013) (Credit: Newsday / Jeffrey Basinger)

2013년 8월에 난 기사입니다. 지난 5년간 미국 건강기능식품 제조업체 70%가 FDA 규정을 위반했다는 내용을 담고 있습니다. FDA 인력이 전부 관리조차 할 수 없을 정도로 방대한 미국 건강기능식품 시장이라 많은 문제가 발생하는 것 같습니다.

위 기사 내용 중 몇 가지 발췌해봅니다.

- 약 70%가 넘는 건식 제조업체가 규정 위반
- 450여 개의 회사와 $28 billion의 시장규모를 갖는데도 일반 식품 수준으로 관리됨
- 출처를 알 수 없는 수입원료. 특히 농약에 오염된 식물(생약), 심지어 제조사는 농약, 중금속 시험조차 하지 않고 제품화
- 헬스보충제로 유명한 Jack3D, DMAA함유로 시판중지
- 몇 제품의 비타민D 함량 미달
- 4년간 6,300명 부작용보고, 하지만 실제로는 8배는 더 많을 것이다

※ 스테로이드 함유 비타민 복용으로 27살 딸의 간기능 장애, 생리 멈춤
※ 체중감소제품에 심장마비 위험으로 시판 중지된 '시부트라민' 성분 함유
※ 수면 보조제 제품에 전문의약품(정신질환에 쓰는) 함유

최신 자료를 볼까요? 2016년 2월 17일 기준으로 2016년에만 벌써 이렇게 많은 제품에서 문제가 발견되었습니다.

- Work Out and Weight Supplements Contain Synthetic Amphetamine-Like Compound (Posted: 2/16/2016)
- FDA Warns Nine Sexual Enhancement Supplements Contain Undeclared Drugs (Posted: 2/13/2016)
- Cannabis Compound Not Permitted in Supplements, FDA Warns (Posted: 2/13/2016)
- St. John's Wort Supplements Recalled (Posted: 2/9/2016)
- Seller of Turmeric, Milk Thistle and More Warned for Manufacturing Violations, Drug Claims (Posted: 2/6/2016)
- Marketers of Weight Supplements AF Plus and Final Trim Violated Consumer Protection Laws, Says FTC (Posted: 2/6/2016)
- Garcinia, Green Coffee Marketers Pay $43 Million to Settle Charges of False Weight Loss Claims (Posted: 2/5/2016)
- Seller of Weight and Enhancement Supplements Warned For Drug Claims (Posted: 2/3/2016)
- Garden of Life Shakes and Meals Recalled Due to Salmonella Risk (Posted: 2/1/2016)
- Pink Bikini and Shorts on the Beach Weight Supplements Recalled (Posted: 1/31/2016)
- Seller of CoQ10, SAM-e, Vitamin D, and More Warned for Manufacturing Violations, Drug Claims (Posted: 1/26/2016)
- Male Enhancement Gum and Pills Contain Hidden Drug (Posted: 1/22/2016)
- Morphine Found in Licorice Product (Posted: 1/21/2016)
- Seller of Aloe, Moringa Supplements Warned for Manufacturing Violations, Drug Claims (Posted: 1/20/2016)
- Maker of Growth Hormone, Testosterone Booster Warned for Manufacturing Violations, Misbranding (Posted: 1/20/2016)
- Seller of Liver, Lung Support Supplements Warned for Drug Claims (Posted: 1/16/2016)
- Twenty-four Male Enhancement Supplements Recalled (Posted: 1/12/2016)
- Over $400,000 Worth of Kratom Supplements Seized by U.S. Marshals (Posted: 1/12/2016)
- Fourteen Enhancement Supplements Found to Contain Undeclared Drugs (Posted: 1/2/2016)

실제로 미국 베스트셀링 피쉬 오일(오메가3) 53제품을 조사해보면,

EPA+DHA content ranged from -25.3% to +32.7% versus its products' stated label claims.

14/53 products recorded peroxide levels (measure of primary oxidation) at or above the upper limit.

오메가3 함량이 표기보다 적게는 -25.3% 많게는 32.7% 차이가 났으며, 53개 제품 중 14개 제품이 산패도 기준을 초과했다고 나옵니다.

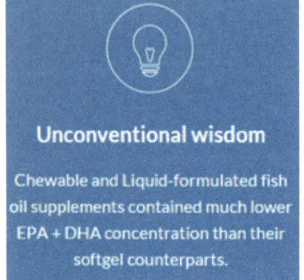

Unconventional wisdom

Chewable and Liquid-formulated fish oil supplements contained much lower EPA + DHA concentration than their softgel counterparts.

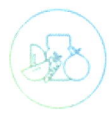

Non-softgel fish oil supplements contained far lower concentrations of EPA and DHA content, likely due to the addition of inactive ingredients like fillers and sweeteners.

또 연질캡슐제형이 아닌 제품은 오메가3 함량이 매우 낮고 여러 첨가제가 많이 들어있다고 합니다.(키즈제품)

미국 베스트셀링 멀티비타민 75종에서는

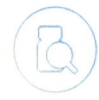

12 multivitamins (16%) contained at least 30% less vitamin A vs. their label claims.

15 products utilized coloring agents that have been linked to adverse health effects, including hypersensitivity and cancer.

12개 멀티비타민에서 비타민A가 30퍼센트 적게 함유되어있으며, 15개 제품에서 발암성, 알러지 유발가능성 있는 색소를 사용하기도 했습니다.

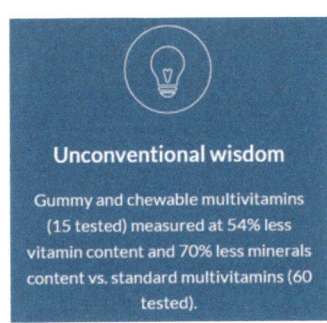

젤리, 츄어블제형은 표기보다 비타민 54%, 미네랄 70% 적게 들었으며,

미국 베스트셀링 프로바이오틱스 30은

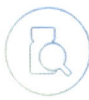 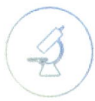

Total viable bacteria ranged from -99% to +2400% vs. the products' stated label claims.

2 products recorded at least 5000 CFUs of contaminating yeast residues.

표기된 생균수와 실제 균수차이가 매우 많습니다. (-99%~+2400%)

2개 제품은 곰팡이 균이 혼입되기도 했고,

Gummy and chewable probiotic supplements (5/30) recorded 92% less probiotic bacteria than standard formulations (25/30) and typically consisted of fewer probiotic species.

젤리, 츄어블제제는 일반제형에 비해 함량이 92%적고 몇 안 되는 종류의 균종만으로 이루어져있습니다

이처럼 아이** 등에서 구입하는 제품들이 어떠한 문제가 있을지 아무도 모릅니다. 제 말은 모든 직구 제품이 다 문제가 있다는 것이 아닙니다. 국내 저가 제품도 문제가 많습니다. 만에 하나를 주의하자는 정도로 이해하시면 될 것 같습니다. 비타민 제품이 따지고 보면 미세한 차이인데 유난히 그 회사 제품만 먹으면 힘이 펄펄 난다? 그것도 단기간에? 10 넣었다 하고 100을 넣어서 그럴까요? 아니면 스테로이드 같은 불법성분이 들어가서 그럴까요? 비슷한 류의 제품인데 유난히 '튀는', '입소문 타는' 제품이 있다면 의심 해봐도 나쁘지 않을 것 같습니다.

한국은 미국보다 통관절차도 어렵고 까다롭게 관리를 하니 정식 수입된 제품으로 드시면 해가 될 성분은 피할 수 있습니다. 하지만 정식 수입이 되면 통관비와 물류비 등으로 직구 가격보다 두 배 이상 오르니 국내 회사 제품으로 복용하는 것이 이득일 수도 있습니다. 내 몸 건강해지라고 먹는 건데 월 2-3만원차이 때문에 건강을 잃는 실수를 하지 않았으면 좋겠습니다.

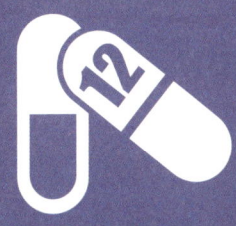

비타민을 고갈시키는 약물

흔하게 복용하는 진통제나 혈압을 조절하기 위해 먹는 혈압약 같은 각종 약물은 영양소에 미치는 영향이 많습니다. 약이 위산분비에 영향을 미치고 소장의 흡수기능에도 영향을 주며, 대사과정에서 발생하는 활성산소(Free Radical)가 산화스트레스를 줍니다. 항상성 유지에 필요한 성분합성이 억제되기도 합니다. 이것을 드럭머거(Drug Muggers, 정확히는 DIND: Drug Induced Nutrition Depletion)라고 합니다. 몇 가지 드럭머거(Drug Muggers)를 아래 표를 통해 확인하세요.

Common Drugs	Install Your Security System	Or These Complications May Result
Acid Blockers; Proton pump inhibitors, H2 blockers	All nutrients, because these drugs alter the pH of the gut	Heart disease, high homocysteine, fatigue, candida, irritable bowel syndrome, increased risk of cancer, poorr vision, high blood pressure, anemia, brittle nails, tiredness, hair loss, hearing loss, tooth decay, higher risk of developing gluten sensitivity
Antibiotics	B vitamins, calcium, magnesium, iron, beneficial bacteria	Heart disease, high homocysteine, fatigue, candida, increased risk of cancer, irritable bowel syndrome, leg cramps, high blood pressure, fatigue, low thyroid, bone loss, weight gain
Antidepressants; MAO inhibitors: selegiline (Eldepryl), phenelzine (Nardil), isocarboxazid (Marplan) SSRIs: Paxil, Prozac Tricyclics: amitriptyline (Elavil), desipramine (Norpramin), doxepin (Sinequan), colipramine (Anafranil), imipramine (Tofranil), nortriptyline	MAO inhibitors: Vitamin B6 SSRIs: Iodine Tricyclics: CoQ10, riboflavin	MAO inhibitors: Heart disease, nerve pain, depression, mouth sores, fatigue, PMS, insomnia, dermatitis SSRIs: Hypothyroidism, depression, hair loss, weight gain, lowered immunity Tricyclics: Fatigue, headaches, heart failure, heart palpitations, leg cramps, skin and nerve problems, weight gain

Anxiety medications; Alprazolam (Xanax), clonazepam (Klonopin), diazepam (Valium), lorezepam (Ativan)	Melatonin	Weight gain, insomnia, heart palpitations, lowered immunity, increased risk of autoimmune disorders
Blood Pressure medications; ACE Inhibitors: captopril (Capoten), enalapril (Vasotec), lisinopril (Zestril, Prinivil), quinapril (Accupril), ramipril (Altace), trandopril (Mavik), fosinopril (Monopril) Beta-blockers: atenolol (Tenormin), metoprolol (Toprol, Lopressor), timolol (Timoptic drops), nadolol (Corgard), sotalol (Betapace) Calcium channel blockers: nifedipine (Proaria), felodipine (Plendil), verapamil (Calan, Isoptin), diltiazem (Cardizem), amolodipine (Norvasc) Clonidine (Catapres), methldopa (Aldomet)	ACE Inhibitors: Zinc, magnesium, potassium, calcium Beta-blockers: CoQ10, melatonin Calcium Channel Blockers: Potassium, vitamin D, calcium, possibly CoQ10 Clonidine: CoQ10	ACE inhibitors: Loss of sex drive, prostate problems, loss of smell or taste, hair loss, slow wound healing, frequent infections, higher risk of cancer, leg cramps, high blood pressure, weight gain, bone loss Beta blockers: Heart disease, irregular heartbeat, memory loss, muscle cramps, insomnia, disrupted sleep, increased risk of cancer, autoimmune disorders Calcium channel blockers: Heart disease, irregular or rapid heartbeat, bone loss, confusion, muscle weakness, thirst, leg cramps, frequent infections, high blood pressure, fatigue Clonidine: Fatigue, weakness, muscle and leg cramps, memory loss, higher risk of cancer, frequent infection, liver damage, higher risk of heart attack
Breathing medications; Fluticasone (Flonase and Flovent)	Folic acid, most minerals, iodine	Hypothyroidism, depression, hair loss, weight gain, lowered immunity

이처럼 많은 약물이 영양소에 영향을 줍니다. 드럭머거(Drug Muggers)로 책 한 권이 나올 정도이니 매우 많은 양입니다.

장기간 약을 먹는 분들이 특히 이런 증상을 겪는 경우가 많습니다.

실제로 각종 증상을 호소하는 약 장복환자들에 부족한 비타민·미네랄 등을 복용시키면 놀라울 정도로 증상이 개선되곤 합니다. 본인이 특정 약물을 장복하게 되거나 하고 있다면 약국에 가서 상담을 받고 부족한 영양소를 보충하시기 바랍니다.

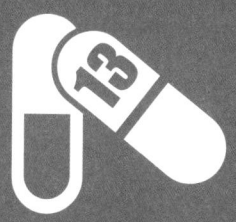

내가 먹는 영양제
맞춤 설계하기

탄수화물은 식사에서 얻기 때문에 입원환자 등이 아니고서는 따로 영양제로 보충할 필요가 없습니다. 다만 정제탄수화물은 피하는 것이 좋습니다. 그래서 탄수화물은 좋은 먹거리로 섭취하는 걸로 놔두고, 이제 3대 영양소 중엔 단백질과 지방질이 남았는데요. 단백질(아미노산)은 허약한 분들이나 운동하는 분을 제외하곤 탄수화물과 마찬가지로 크게 보충할 이유는 없지만 필요한 경우에는 질 좋은 아미노산 소스로는 효모 단백, 스피룰리나 단백, 실크 펩타이드(누에 단백) 등이 있으니 필요에 따라 섭취하시면 됩니다.

　지방은 음식으로 관리하기가 어려워서 영양제로 보충하는 것이 좋습니다. 흔히 먹는 음식에 든 지방은 포화지방이 많고 필수지방산인 불포화지방도 산화된 질이 나쁜 것이 대부분입니다. 양질의 불포화지방산을 꾸준히 보충해야 세포막도 건강하고 지질대사가 원활하게 돌아가 고지혈증 같은 지질대사 이상 질환도 예방할 수 있습니다. 모두가 알고 있는 바로 그 오메가-3, 오메가-6로 지방산을 보충하면 됩니다. 어떤 제품을 선택해야 하는지는 앞에서 말씀드렸습니다. 3대 영양소 다음엔 이 영양소들이 적절히 쓰일 수 있도록 돕는 조효소(비타민, 미네랄)가 필요합니다. 지용성비타민(ADEK)부터 수용성 비타민B, C까지 골고루 섭취하되 비타민 소모가 많거나 소모성 질환을 앓고 있으면 고함량 제제를 선택하면 됩니다.

미네랄제제는 흔히 칼슘으로 알고 있는데 칼슘 단독제제나 칼슘과 비타민D만 들어있는 제제를 복용 시 '칼슘 패러독스'[1]로 인해 오히려 건강에 좋지 않습니다. 칼슘과 마그네슘을 4:1~1:1 정도 비율(체내 미네랄 비율 및 증상에 따라 적합한 제제 선택)로 섭취해야 칼슘 패러독스를 예방할 수 있으며 몸의 각종 생리활성에 조효소로 작용하는 미량미네랄(Trace Mineral)이 든 제품을 선택하는 것이 좋습니다. 다만 아래 그림처럼 미네랄의 흡수는 서로 영향을 주고받으므로 킬레이트 된 성분으로 구성되어야 합니다. 쉽게 말해 보호막으로 싸진 미네랄을 섭취해야 서로 영향을 주지 않고 흡수가 되는 것입니다.

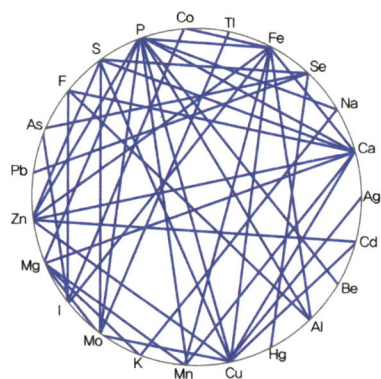

---

1. 칼슘 패러독스(Calcium Paradox) 칼슘 패러독스란 음식을 통한 칼슘 섭취가 부족하면 부족할수록 뼈에서 많은 칼슘이 추출 되어 혈액 내 칼슘은 풍부하지만 동맥경화, 심장병 골다공증 등 부작용이 생기는 것을 말한다. 반대로 칼슘만 단독으로 과다하게 복용 시 혈중 칼슘 농도만 올라가기 때문에 혈관석회화 등 심혈관계질환에 노출될 가능성이 높다.

또한, 비타민K가 중요합니다. 칼슘 단독 복용 시 심혈관 질환 위험이 증가하는데(칼슘 패러독스) 칼슘 플라그(찌꺼기)가 혈관에 쌓이는 이유가 비타민K2가 부족하기 때문이라는 많은 연구결과가 많이 나오고 있습니다. 그래서 비타민K가 포함된 미네랄제제를 고르는 것도 중요합니다. 또한, 비타민K2는 장에서 유산균이 비타민K1으로부터 생성합니다. 비타민K1은 녹색 채소에 많이 들어있으니 평소 채소를 많이 먹고 장건강을 튼튼히 하는 것이 심혈관 질환 예방에도 도움이 됩니다. 그다음에 필요한 영양소가 항산화제이자 플라보노이드입니다. 역시 현대인의 식단에 부족할 뿐 아니라 만성질환에서도 꼭 필요한 영양소입니다. 몸의 산화 스트레스를 억제해 세포 손상을 막아주기 때문입니다. 색깔과일과 채소를 먹으라고 방송에서 유행을 탄 적이 있는데 다 이 플라보노이드를 섭취하라는 말입니다.

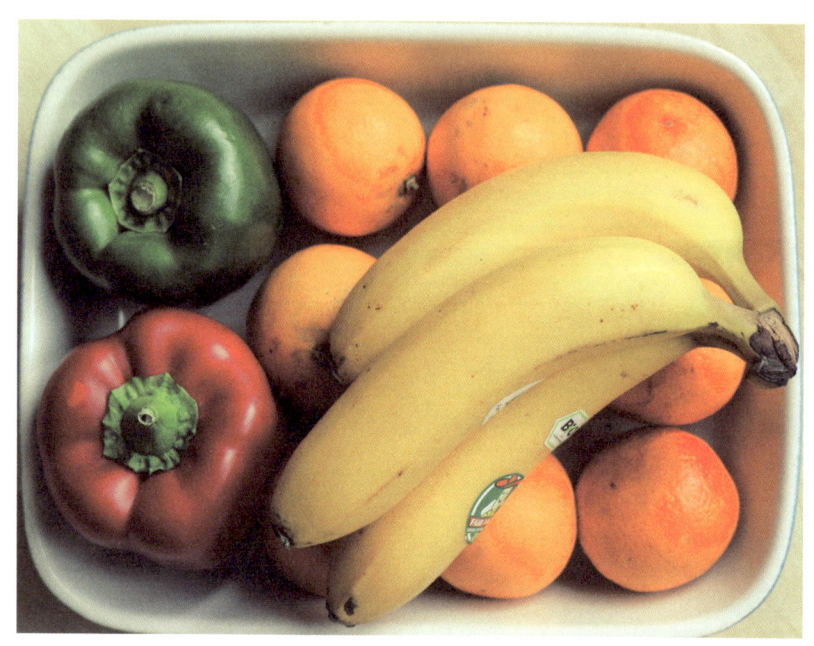
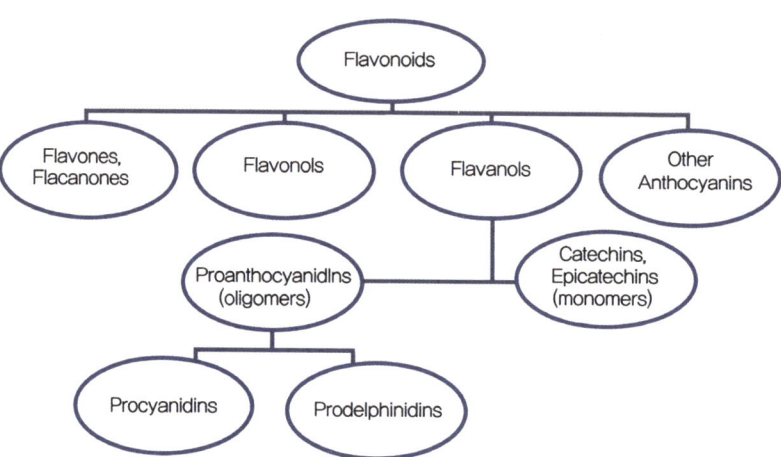

어렸을 적 학교에서 '영양소 피라미드'를 본 적이 있을 겁니다. 마찬가지로 영양제(보충제) 피라미드를 그릴 수가 있습니다.

식단조절과 운동부터 시작해 밑에서부터 차례대로 구성합니다. 비타민, 미네랄, 필수지방산(오메가3, 6)까지는 기본으로 구성하는 게 좋고 여기에 플라보노이드(Phytonutrients)까지 추가하면 금상첨화입니다. 이렇게 본인의 식습관 등을 고려해 맞춤 영양제를 설계하면 됩니다. 만약 본인이 만성질환을 갖고 있다면 전문가가 증상에 맞게 더 필요한 영양제를 추가해 줄 것입니다.

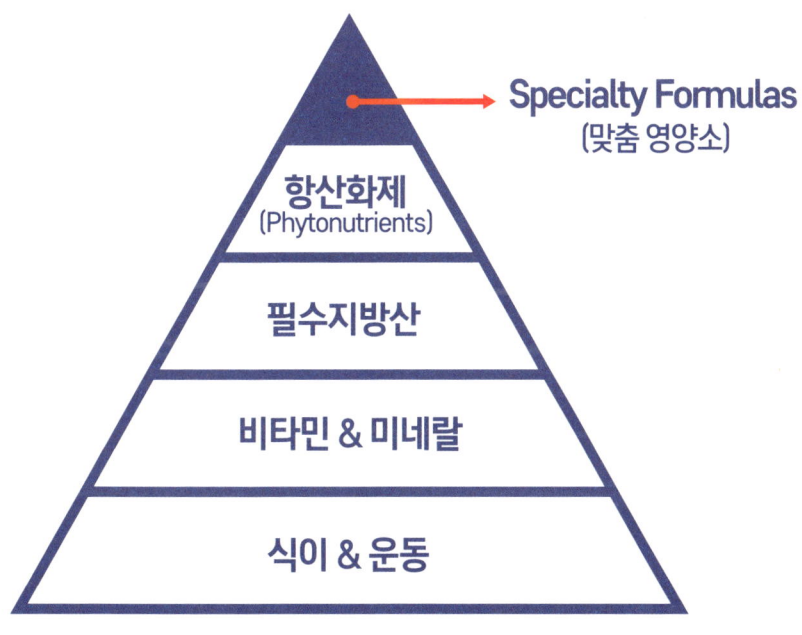

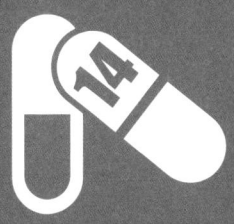

의약품과 건강기능식품
고르는 법

시판되는 의약품은 전부 GMP(Good Manufacturing Practice)시설에서 생산됩니다. 식품에 HACCP이라고 들어보셨죠? 그거와 비교도 안 되게 꼼꼼하게 관리되는 것이 의약품 GMP입니다. 전문의약품뿐 아니라 일반의약품도 마찬가지입니다. 동일 성분의 약물이라면 어느 회사 제품을 복용해도 같은 효과를 얻을 수 있습니다. 게**과 사**은 각각 삼**약과 바**에서 나오는 진통제로 성분이 똑같습니다.

아세트아미노펜 250mg, 아이소프로필안티피린 150mg, 카페인 무수물 50mg
사리돈에이정 [Saridon-A Tab.]
아세트아미노펜 300mg, 아이소프로필안티피린 150mg, 카페인 무수물 50mg
게보린정 [Geworin Tab.]

　'난 게**은 잘 듣는데 사**은 먹어도 안 들어', '난 이지**(판매처:대웅, 제조처:RP코프)가 잘 들어. 덱시**(판매처:제일약품, 제조처:RP코프)은 효과가 없어'

　……뭐라 할 말이.

삼성 갤** 휴대폰이 한국제품이지만 제조는 중국 등에서 하는 것과 마찬가지로 의약품도 특정 회사 마크가 찍혀있다고 그 회사에서 전부 만들지 않습니다. 의약품의 판매원과 제조원은 다를 수 있다는 점도 알고 계시기 바랍니다. 의약품은 다른 곳에서 만들어도 똑같다는 점이 다른 분야와 차이점이 되겠네요. 약국에서 같은 성분이라고 하면서 주는 약은 소비자가, 환자가 원하는 약과 같은 제품입니다. 덱시부프로펜(이지엔6 성분)으로만 수십 개의 제품이 나옵니다. 약국에서 그 모든 제품을 다 가져다 놓을 수 없으니 한두 개만 구비하는 것입니다.

2015년 백수오 파동이 있었습니다. 그 뒤로 식약처에서 건강기능식품 관리를 강화하기 위해 모든 건강기능식품도 의약품처럼 GMP시설에서 만들어야 하도록 법을 개정했습니다. 건강기능식품은 관리기준이 너무나도 허술합니다. 같은 GMP라도 의약품GMP와 건강기능식품GMP, 화장품GMP는 수준 차이가 현저하게 납니다. 의약품GMP가 독보적으로, 비교 불가능할 정도로 꼼꼼하게 관리 됩니다. 이런 의약품GMP에서 생산된 약품들도 가끔 성상 부적합, 함량 미달 등으로 제품회수가 되기도 하는데 그보다 훨씬 널찍한 기준을 가진 건강기능식품, 특히 백수오 파동 이전의 제품들이 제대로 제조가 되었는지는 물음표입니다.

'송곳'이라는 웹툰(드라마)을 보시면 프랑스회사가 한국에서 노조 설립을 못 하게 하는 장면이 나옵니다. 누군가 '프랑스에서는 안 그러면서 왜 한국에서는 그러냐'고 물어보니 '한국은 그래도 되니까.' 라는 답변이 옵니다. 프랑스와 달리 한국은 노조 설립 반대를 법 등으로 규제하지 않는다는 말인데 건강기능 식품도 마찬가지입니다. 의약품처럼 깐깐히 규제를 하지 않는데 뭣하러 돈 들여 좋은 원료를 쓰고 함량을 정확히 넣고 유통기한까지 효과가 있는지 검증을 하고 하겠습니까? GMP시설에서 생산된 건강기능식품이라 하더라도 그 기준이 의약품보다 널찍하니 제품관리도 딱 '건강기능식품GMP' 정도로 하게 됩니다. 돈을 더 들여 그 이상(의약품에 따르는)의 검사와 관리를 하는 곳은 사실상 몇 곳 되지 않는다고 보시면 됩니다.

약국에서 제품을 판매하고 나면 효과에 대한 피드백이 옵니다. 이걸 먹었더니 ○○가 좋아졌다. 먹어도 효과가 하나도 없다 등등. 6개월 60,000원 하는 오메가3와 3개월 70,000원, 2개월 70,000원 하는 오메가3를 보면 분명히 반응이 다릅니다. 월 1만 원하는 유산균과 월 3만 원 넘는 유산균도 분명 다릅니다. 월 1만 원짜리 유산균 복용하고 효과를 봤다는 사람이 10명 중 2명이라면 월 3만 원짜리 유산균 복용하고 효과 봤다는 사람은 10명 중 7명은 됩니다. 원료의 급이 다르기 때문입니다. 껍데기에, 영양·기능정보란에 ○○mg이라고 쓰여 있고 ○○마리라고 똑같이 적혀 있어도 의약품이 아닌 이상 100% 신뢰하기는 어렵습니다. 먼저 참고해야 하는 건강기능식품의 영양·기능정보란이지만 말이죠.

식품의약품안전처(http://www.mfds.go.kr)의 분야별정보란에 있는 식품안전을 들어가 보면 수많은 식품행정처분, 회수·판매중지, 검사부적합현황 등을 볼 수 있습니다. 지금도 수많은 건강기능식품이 제품 기준미달(함량미달 등)로 판매정지처분, 회수처분을 받고 있습니다.

실제로 건강기능식품은 효과보다는 마케팅, 광고로 시장이 커졌다 줄었다

하는데 그러면 진짜 좋은 건강기능식품은 어떻게 골라야 할까요?

1. 건강기능식품의 영양·기능정보란을 참고한다.

표기된 사항을 100% 믿을 순 없지만, 생산과정을 지켜보고 함량시험을 해 보지 않는 한 참고해야 하는 1순위입니다.

2. 좋은 제조시설과 풍부한 기술력, 노하우를 가진 제조처 제품을 고른다.

유산균을 예로 들면 다루는(제조하는 순간의 온습도 등) 노하우가 부족한 곳에서 생산된 제품과 그렇지 않은 곳에서 생산된 제품은 안정성에서 큰 차이를 보입니다.

3. 좋은 제품을 만들고자 하는 의지가 있는 회사의 제품을 고른다.

두루뭉술한 말이죠. 착한 회사를 골라라. 의약품은 허가를 받는데 굉장히 까다롭습니다. 대충 만들고 싶어도 법 때문에 정확히 만들어야만 합니다. 하지만 건강기능식품은 몇 시간의 교육을 이수하는 등 간단한 절차만 거치면 누구나 만들 수 있고 판매할 수 있습니다. 그래서 오메가3가 유행하면 소위 말하는 업자들이 해외에서 단가만 싸게 수입해 판매합니다. 유산균이 유행하면 유산균 종류만 많이 넣어 판매를 합니다. 서로 어울리는 균이든 아니든(호모발효균인지 헤테로발효균인지 등의 여부) 전부 다 집어넣고 16종이니 17종이니 많이 들었다고 광고를 해서 판매를 합니다. 한국의 건강기능식품 시장은 이렇게 한탕주의가 만연해 있습니다. 백수오 같은 경우 처음 나왔을 때부터 의약품인 승마추출물이나 이소플라본, 건강기능식품인 리그난에 비해 장점이 크게 없었기 때문에 수년 안에 사라질 제품이라고 말하고 다닌 적이 있습니다.

유행하는 건강기능식품 중 하나인 거죠. 과거에 그렇게 몸에 좋다며 불티나게 팔려나가던 스쿠알렌, 알로에 등 지금 얼마나 팔리나요? 마케팅으로 컸다 죽었다 하는 곳이 바로 한국의 건강기능식품 시장입니다.

'믿을 수 있는 좋은 제품은 없을까?', '논문에는 효과가 있다고 하는데 왜 아이허브나 한국의 일부 건강기능식품은 효과가 안 나올까?', '제대로 효과를 볼 수 있는 제품은 없을까?' 그래서 한탕주의가 아닌 정말 좋은 제품을 만들어 보고자 시작한 회사들이 몇 군데 있습니다. 일선 약사들이 직접 성분, 함량, 제형을 결정하고 품질관리를 확실히 하는 제품을 만들기 시작했습니다. AN*, 조은*강, MIA뉴*라, K*N, 약사와*강 등의 회사 제품입니다. 약국이 아닌 곳에서 팔리는 건강기능식품들은 책임이 필요 없습니다. 백화점 지하 식품매장에서 세일즈 하는 분들은 그냥 많이만 팔면 됩니다. 홈쇼핑 역시 효과가 있건 없건 많이만 팔면 됩니다. 소비자들도 먹어보고 별 효과를 못 봐도 건강기능식품이 그렇지 뭐, 약도 아닌데 하면서 포기합니다. 하지만 약사는 다릅니다. 매출보다도 환자가, 소비자가 효과를 보고 기뻐해야 마음이 좋고 편합니다. 영양학 이론에 따라서, 논문 따라 제품을 판매했는데 효과가 없다고 하면 씁쓸합니다. 의사가 수술했는데 별 효과 없다는 대답을 듣는 것과 같은 기분일까요?

시장에 널려있는 오메가3라도 전 세계를 뒤져서 가장 고품질의 원료를 찾아 만든 오메가3 제품(국제 산패도 기준인 'TOTOX value 26 이하' 보다 훨씬 낮은 5 이하로 관리), 가장 많이 연구된 크리스한센, 다니스코, 로셀 균주 등을 써서 만든 프로바이오틱스 제품은 질이 다릅니다. 철저한 품질관리가 이루어지는 제품들이 위에 언급한 회사들의 제품입니다. 이 외에도 정말 좋은 제품들이 많이 있겠지만 직접 환자를 대면하는 약사들이 만든 제품에 팔이 안으로 굽는 것은 저도 어쩔 수가 없습니다. 저 회사들 제품만 믿을 수 있고 나머지는 못 믿는다는 말은 아니고 초저가 제품만 피하라는 의미로 받아들이시기 바랍니다. 반대로 포장만 번지르르하게 해서 고가 명품 마케팅을 하는 사례도 있으니 주의하시고요. 고순도의 좋은 원료로는 시장에 나와 있는 초저가 제품 가격을 맞출 수가 없습니다. 서너 단계는 낮은 원료를 써야만 가능한 가격이기 때문입니다.

미국 건강기능 식품(Dietary Supplements) 시장이 혼란스럽기 때문에 컨슈머랩 같은 비교, 리뷰 사이트들이 발달해 있습니다. 국내 제품도 이렇게 비교하는 사이트를 만들면 좋을 것 같아 알아보았지만, 무려 회사들한테 소송이 걸린답니다. 품질에 자신이 없으니 그런가 봅니다. TV나 휴대폰 신제품이 나오면 부품이 어떻고 액정이 어떻고 하면서 리뷰가 쏟아져 나오지만, 건강기능식품은 말도 못 하게 하니 씁쓸할 따름입니다.

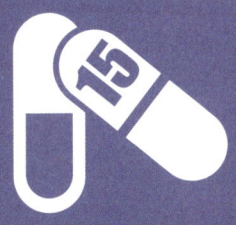

이런 병원, 약국은 피하자

| 병원

비타민 주사를 맞고 가라는 병의원들이 있습니다. 일반적으로 포도당, 비타민, 아미노산 정도를 놔주는데 간혹 그 병원 수액만 맞으면 활력이 샘솟는다는 곳이 있습니다. 포도당, 비타민, 아미노산 등은 아무리 고용량의 수액을 맞는다고 활력이 막 샘솟을 수가 없습니다. 비정상적으로 몸 상태가 좋아진다면 스테로이드, 진통제, 마취약(마약류) 종류가 들어가진 않는지 의심해볼 필요가 있습니다.

진료를 보고 나면 쪽지에 약 이름 같은 것을 적어주고 제품을 판매하는 병원도 있습니다. 하지만 병원에서 의약품 판매는 법적으로 불가능합니다. 바로 건강기능식품을 약처럼 속여 권하는 병원들입니다. 의사의 말이니까 더 신뢰가 가고 그래서 아무 의심 없이 제품을 사 와서 약국에 와서 물어봅니다. 이거 좋은 거예요? 영양기능정보란을 봐도 널리고 널린 수준의 비타민류 수준인데 약국 판매가, 인터넷 판매가보다 수배 비싸게 사서들 드십니다. 그나마 최근 들어 병의원에 납품되는 건강기능식품들 품질이 올라가고는 있으니

다행이랄까요.

| 약국

게보린, 타이레놀, 까스활명수 등 국민이 익숙한 유명 약품을 싸게 파는 약국들이 있습니다. 저기는 싼 약국이라는 이미지를 입힌 뒤 영양제류를 다른 약국보다 더 비싸게 파는 약국들입니다.

가운을 입지 않은 사람들이 약을 파는 곳. 약사가 아닌 사람들이 어디에 좋고 저기에 좋다며 영양제를 한껏 권하는 약국들이 있습니다. 비약사라 약은 모르고 언변만 화려한 사람들입니다. 대개 위에 언급한 약국에 비약사들이 많이 있습니다.

마치며

　우여곡절 끝에 미흡하게나마 완성되었습니다. 전문가에게는 기초적인 내용이지만 일반 소비자분들께는 나름의 정보를 제공할 수 있다고 믿어봅니다. 1부에서 생명활동이 유지되는 시스템을 보셨다면 한 알만 먹고 모든 증상이 다 좋아지는 영양제가 없다는 것을, 2부를 통해 업체들의 공포마케팅, 저질 마케팅, 그리고 좋은 품질의 건강기능식품 선택하는 방법을 알아가셨으면 좋겠습니다.

　한국의 건강기능식품 시장은 해외에 비해 아직도 갈 길이 멉니다. 몇 회사들이 좋은 퀄리티의 제품을 만들고 있지만 마케팅에 휘둘리는 시장 판도에는 큰 영향을 주지 못하고 있습니다. 식약처가 조속히 품질규정을 강화해야만 조악한 품질의 건강기능식품이 사라질 것입니다.

　품질로 정정당당히 경쟁하는 국내 건강기능식품 시장이 형성되기를 바라면서, 또 뜻을 같이 하는 약사 분들과 함께 '약사가 인정하는 고품질 영양제, 한국판 컨슈머랩.com'을 꼭 만들어보겠다고 다짐하며 마칩니다.

2017년 1월

약사 **임영빈**

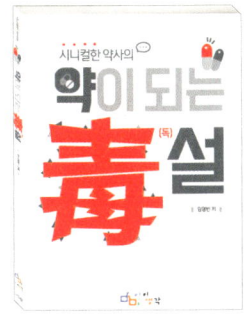

| 저자 협의 |
| 인지 생략 |

시니컬한 약사의 약이 되는 毒설

1판 1쇄 인쇄 2017년 1월 20일
1판 1쇄 발행 2017년 1월 25일

―

지 은 이 임영빈
발 행 인 이미옥
발 행 처 아이생각
정   가 13,000원
등 록 일 2003년 3월 10일
등록번호 220-90-18139
주   소 (04987)서울 광진구 능동로 32길 159
전화번호 (02)447-3157~8
팩스번호 (02)447-3159

―

ISBN 978-89-97466-35-1(13510)
I-17-02
Copyright ⓒ 2017 ithink book Publishing Co., Ltd

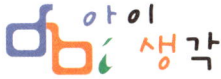

www.ithinkbook.co.kr